健康図解

今すぐできる!

免疫力を上げる31のルール

新潟大学名誉教授
安保 徹 監修

学研

はじめに

自分のもっている免疫力こそ“万能薬”

「免疫力」という言葉は、多くの人が耳にしたことがあるでしょう。テレビや雑誌、広告などでも、「免疫力を上げる」という謳《うた》い文句の健康法や商品をたくさん見かけるようになりました。

「免疫力」とは、私たち人間が進化の過程で獲得してきた、体を外敵から守るための仕組みで、生まれながらにだれもがもっている力です。しかし今日では、夜更かしや残業続きで睡眠時間を削ったり、移動はもっぱら自動車か電車を使って運動不足になっていたり、食事は脂肪たっぷりのファストフードでささっと済ませる。そんな人が少なくありません。このような生活は、体にとって大きなストレスとなります。これらのストレスが、免疫力を下げ、さまざまな病気や不調を招く最大の原因になります。

そこで本書では、本来の免疫力を十分に発揮するための食事や運動、日常生活の特効ルールを、豊富な図解を使って紹介しています。これらは、必ずしも全部を実行する必要はありません。自分が取り組めそうなものから実践していきましょう。ルールはどれも難しいものではありませんから、無理なく続けることができると思います。自分の本来もっている力を呼び起こして、病気に負けない体をつくりましょう。

新潟大学名誉教授
安保 徹

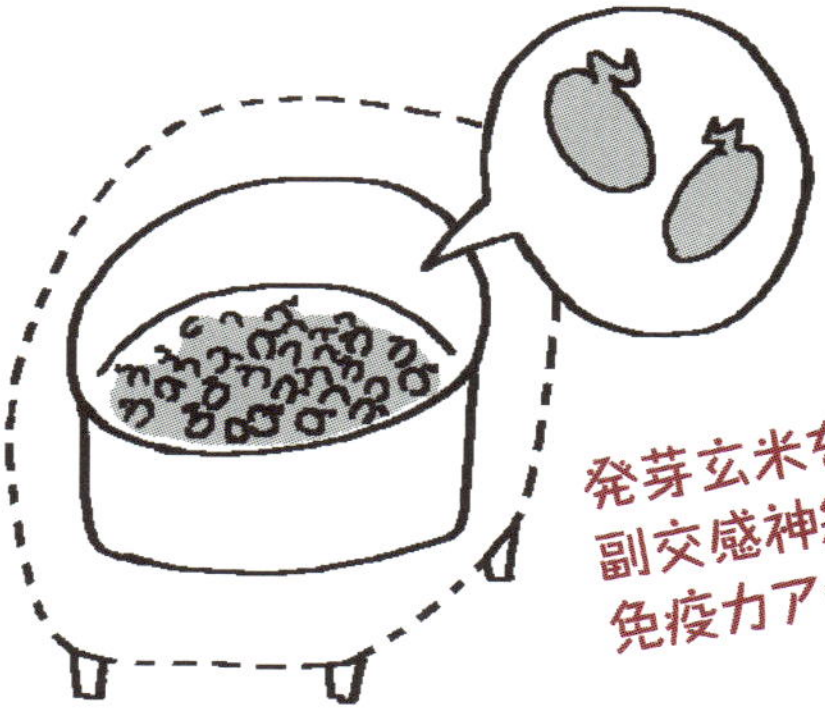
発芽玄米を食べて、
副交感神経を働かせ、
免疫力アップ！

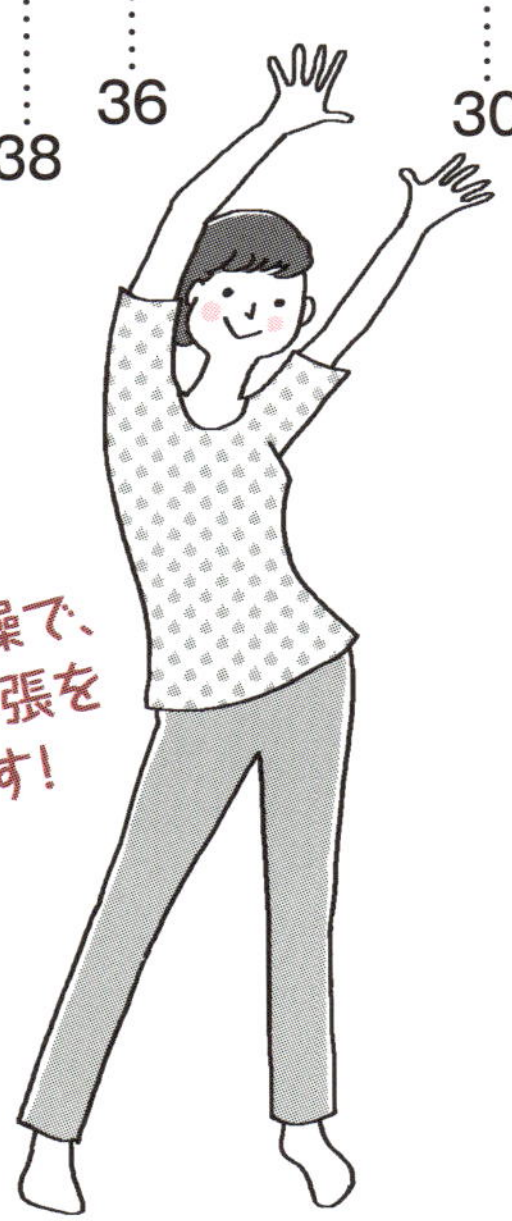
8の字体操で、
全身の緊張を
ときほぐす!

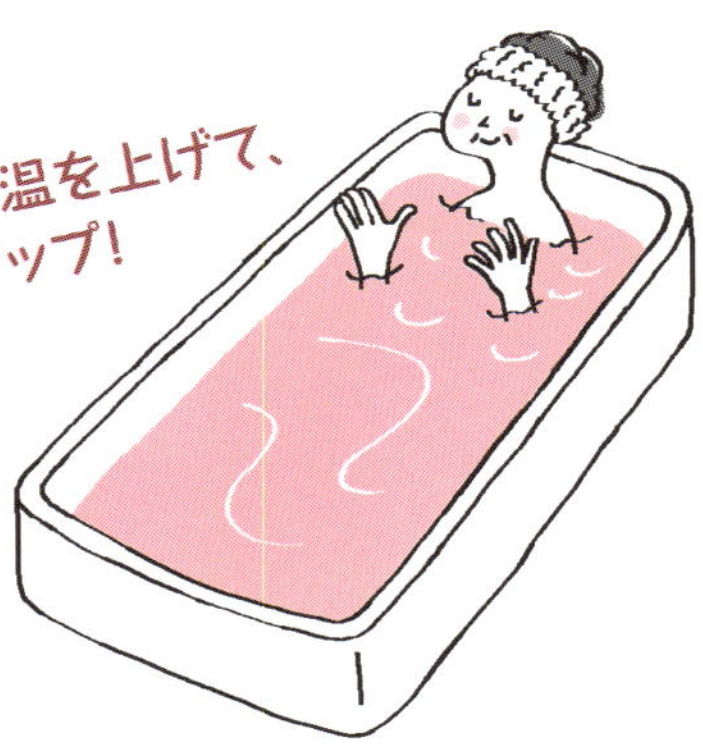
入浴で体温を上げて、
免疫力アップ!

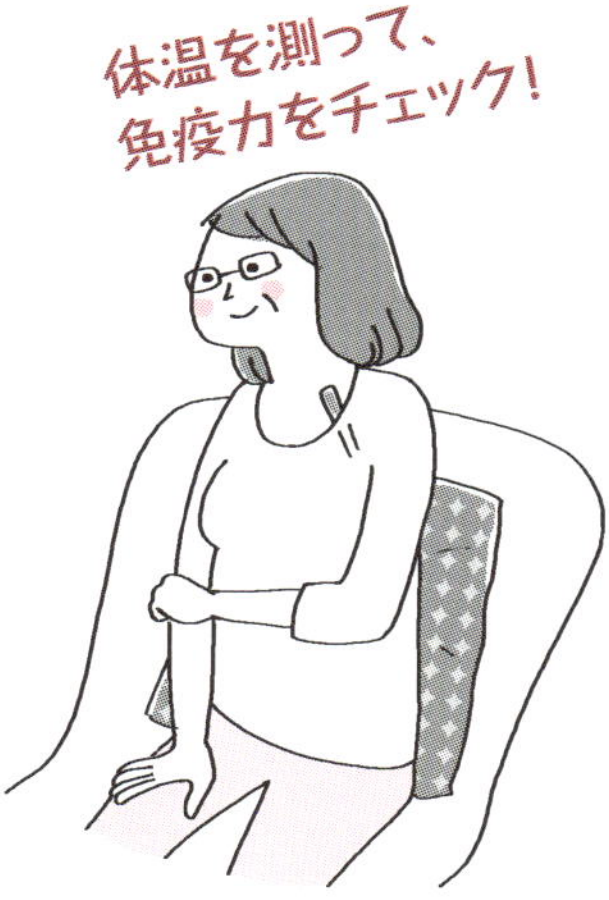
体温を測って、
免疫力をチェック！

PART 3 体を守る〝免疫〟ってどんな機能？

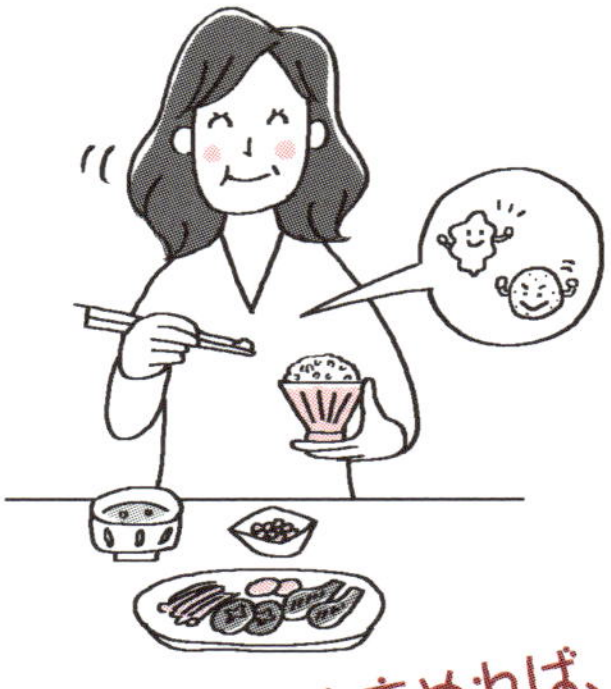

免疫力を高めれば、健康を維持できる！

※本書には、監修者独自の研究成果を反映した内容が含まれています。

病気になりにくい
体をつくる!

PART 1

免疫力を上げる!特効ルール31

食事・運動・生活の工夫で

免疫力を上げる2つのキーワード

PART 1で紹介する特効ルールは、主に次の2つのことを目的としています。ひとつは、副交感神経を働かせること。副交感神経はリラックスしたときに働く神経で、心身がリラックス状態になると、免疫力の要《かなめ》であるリンパ球が増えます。もうひとつは、細胞の中のミトコンドリアを活性化させること。ミトコンドリアを元気にすれば、病気になりにくい体をつくれます。

その1

副交感神経を働かせて、心身をリラックスさせる

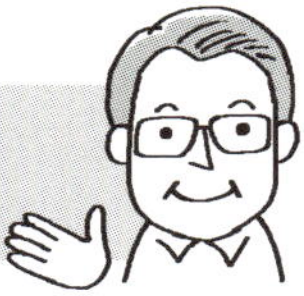

●リラックス状態になると免疫力が上がる●

食事
P10～33

運動
P34～49

日常生活
P50～69

睡眠
P70～73

＝

副交感神経が活発になり、心身がリラックス状態になる

→

血液中のリンパ球が増える

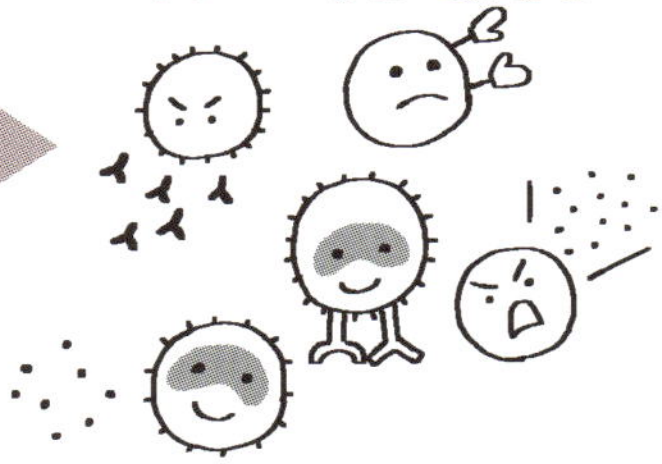

↓

免疫力が高まり、感染症やがんを予防できる

働きすぎて疲れやストレスがたまっていたり、不規則な食生活を送っていると、心身を緊張させる交感神経が活発になる。この状態ではリンパ球が減り、免疫力が低下してしまうため、生活改善によって、副交感神経を働かせることが大切。

！副交感神経の働きすぎも要注意

副交感神経が働くと免疫力が高まるが、あまりにものんびりとした生活で、副交感神経が優位になりすぎても、免疫力は下がる。そのような場合は、適度に体を動かしたり、生活リズムを整えて、交感神経を刺激することが大切。

PART2でタイプをチェックしよう

交感神経、副交感神経についてはP118参照、リンパ球についてはP114参照

その2

ミトコンドリア系で効率よくエネルギーをつくる

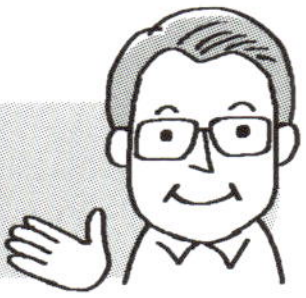

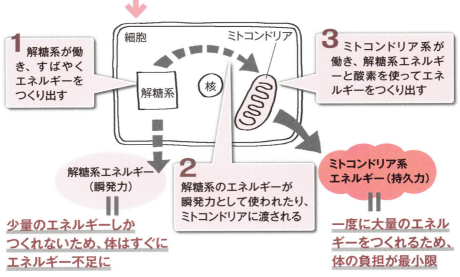

●エネルギーには、「ミトコンドリア系」と「解糖系」の2つがある●

糖質をとると、まずは解糖系というシステムが、糖からエネルギーをつくり出す。解糖系のエネルギーはすばやく生まれ、瞬発力となるが、長持ちはしない。その解糖系エネルギーや糖質以外の栄養素、さらに酸素を使ってつくられるのが、ミトコンドリア系エネルギー。長持ちするのが特徴。

ごはんやパンなどの糖質をとる

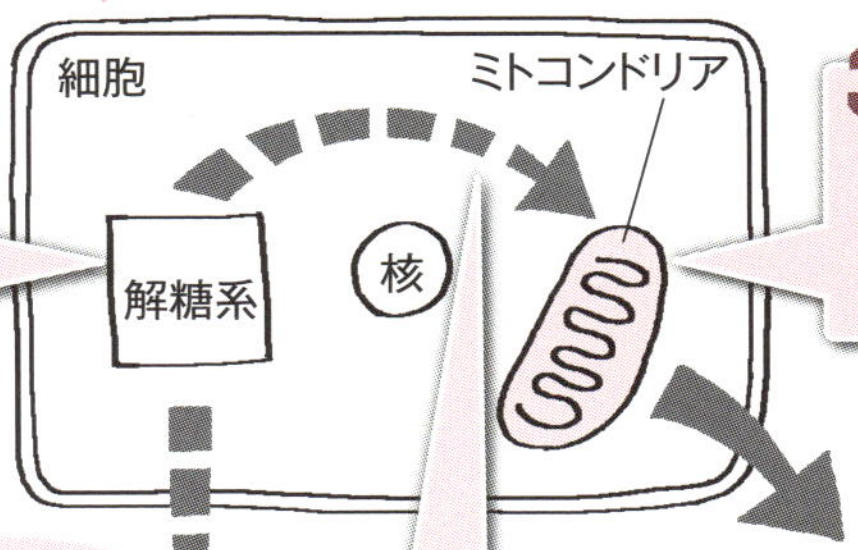

1 解糖系が働き、すばやくエネルギーをつくり出す

2 解糖系のエネルギーが瞬発力として使われたり、ミトコンドリアに渡される

3 ミトコンドリア系が働き、解糖系エネルギーと酸素を使ってエネルギーをつくり出す

解糖系エネルギー（瞬発力）
＝
少量のエネルギーしかつくれないため、体はすぐにエネルギー不足に

ミトコンドリア系エネルギー（持久力）
＝
一度に大量のエネルギーをつくれるため、体の負担が最小限

●ミトコンドリア系のエネルギーを使えば、がんを防げる●

解糖系エネルギー
＝
細胞の分裂を促し、がんが発生しやすくなる

ミトコンドリア系エネルギー
＝
酸素をたくさん取り込み、体温が上がることで、免疫力が上がり、がんも発生しにくい

食事 P10～33　**運動** P34～49　**日常生活** P50～69
で活性化する

解糖系エネルギーは、細胞の分裂を促すため、がん細胞が生まれやすくなる。また、がん細胞にとって最適な低体温・低酸素の状態になる。入浴で体を温めたり、運動で酸素をたくさん取り込むことで、ミトコンドリア系が働きやすい高体温・高酸素の状態になって免疫力が高まり、がんもできにくくなる。

特効ルール　食事

イヤイヤ食品で老廃物の排出を促す

ちょっとした刺激のある食品は、体内の老廃物を外に出す作用をもっています。大量にとるのはよくありませんが、適量をとると副交感神経優位になり、免疫力がアップします。

「酸っぱい！」「苦い！」「辛い！」と、少し顔をしかめるような刺激的な食品を無性に食べたくなることがありませんか？　そのようなときは、ストレスがたまって交感神経優位の状態になっているのかもしれません。

体は、これらの**刺激物質が体内に入ると、体によくない毒が入ったと感じとり、排出しようとします。**排出の働きをしているのは副交感神経なので、**体がリラックスして、体温が上がります。**その結果、免疫力が高まります。

ただし、たくさんとりすぎると、交感神経優位になります。一度に大量にとるのは避けましょう。

酸味・苦味・辛味のある食べ物は、胃腸の働きを活発にする

嫌なもの反射で免疫力がアップする

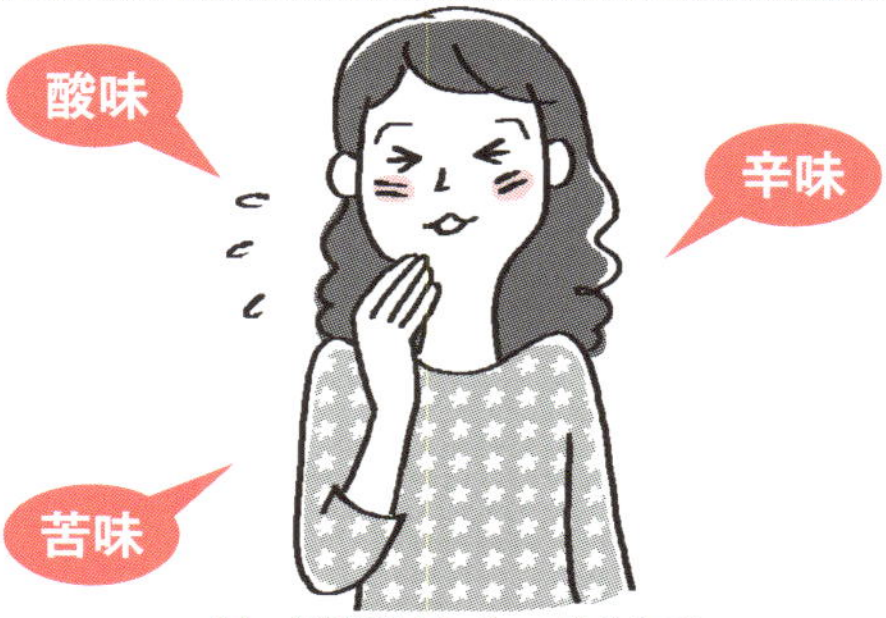

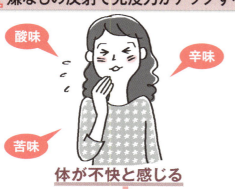

体が不快と感じる

↓

体から排除するために、胃腸の働きが活発になる ＝ 嫌なもの反射

↓

副交感神経が優位になって、免疫力が高まる

酸味や苦味のあるものを食べると唾液がたくさん出たり、辛味のあるものを食べるとほてったりするのが、「嫌なもの反射」。嫌なもの反射が起こると、副交感神経が働いて、体の緊張がとれる。

イヤイヤ食品は大きく3つに分けられる

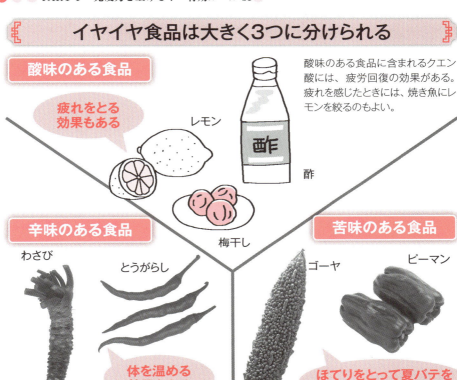

酸味のある食品

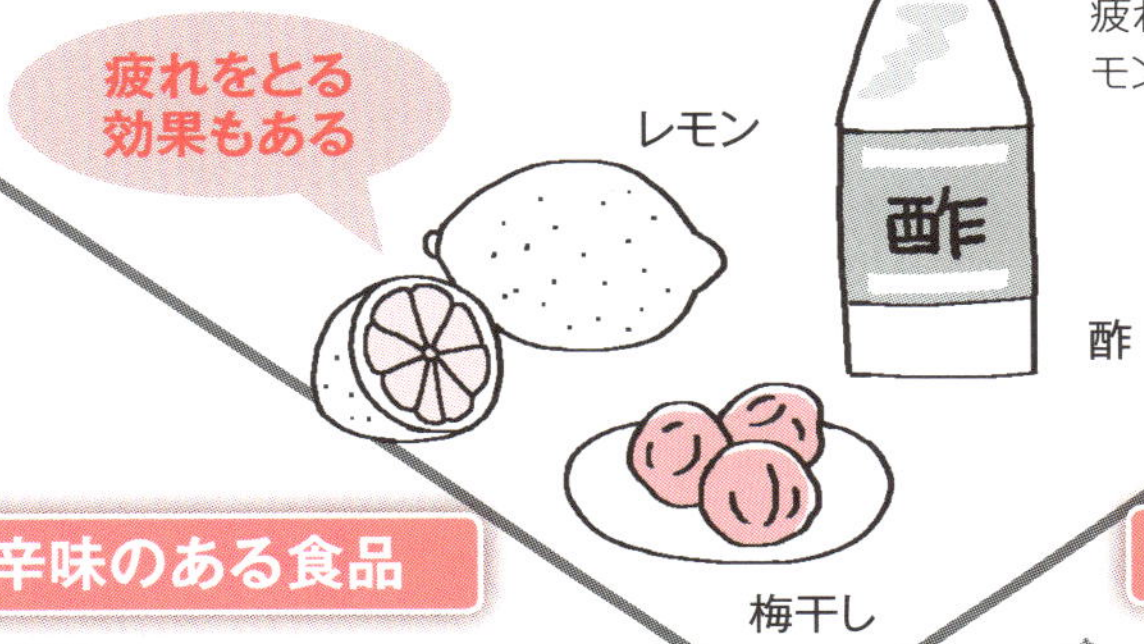
疲れをとる効果もある
レモン
酢
酢
梅干し

酸味のある食品に含まれるクエン酸には、疲労回復の効果がある。疲れを感じたときには、焼き魚にレモンを絞るのもよい。

辛味のある食品

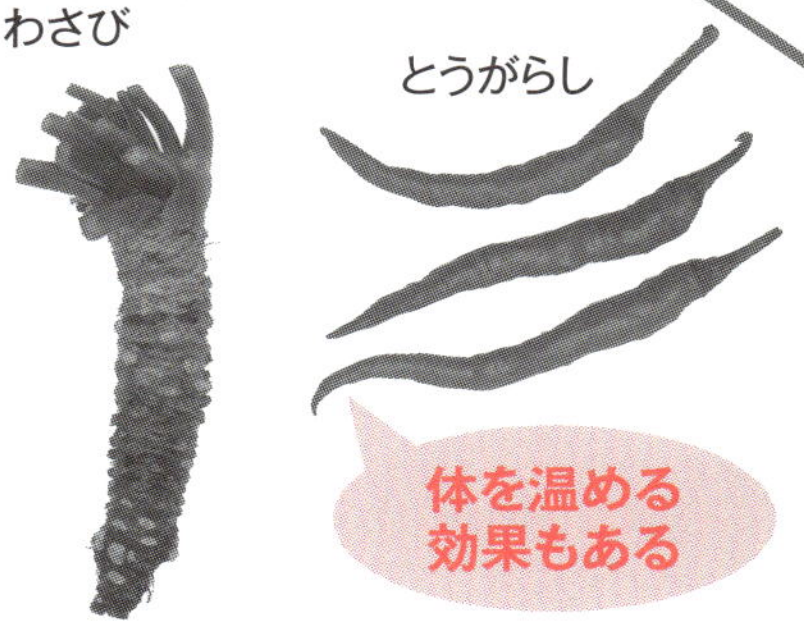
わさび
とうがらし
体を温める効果もある

辛味のある食べ物には、体を温める効果がある。体温の低い人に、特におすすめ。

苦味のある食品

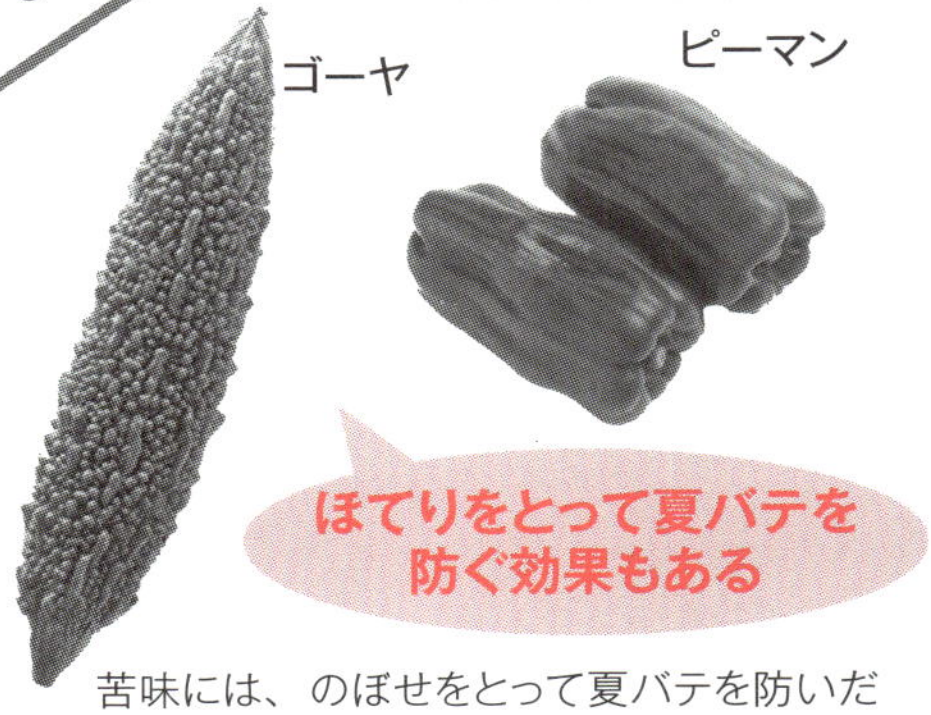
ゴーヤ
ピーマン
ほてりをとって夏バテを防ぐ効果もある

苦味には、のぼせをとって夏バテを防いだり、イライラを鎮める効果があるといわれる。

マメ知識　子どものピーマン嫌いは直さなくてよい!?

たいていの子どもは、ピーマンなどの苦味のある食べ物が苦手なものです。酢やわさび、梅干しなども、あまり好んでは食べません。

「好き嫌いはダメ」と叱る親も多いでしょうが、子どもはわがままをいっているわけではありません。子どもの体は、これらの刺激物質をまだうまく処理できないので、本能的に避けているのです。大人になれば自然に食べられるようになることも少なくありません。

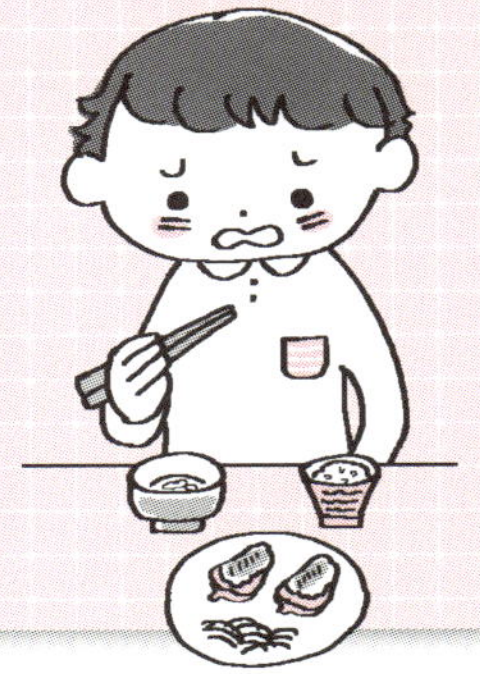

特効ルール 食事

食材を丸ごと食べて栄養を無駄なくとる

体によい食品のひとつに、玄米や小魚などの「丸ごと食品」があります。皮や内臓も丸ごと食べることで、食物繊維やミネラル、ビタミンなどがバランスよくとれ、免疫力アップにつながります。

主食を丸ごと食品の玄米にすれば、食物繊維やビタミンが大幅アップ

健康食としてよく紹介されるものに、玄米があります。玄米は、米を包む、もみだけを取り除いたものです。いわゆる白いごはん（精白米）は、胚芽やぬかも取り除いています。これは実にもったいない話です。**胚芽やぬかは、食物繊維のほか、糖質やたんぱく質、ミネラル類、ビタミン類などの栄養素を豊富に含んでいます。**生命に必要な栄養素がぎっしりと詰まった玄米を食べれば、免疫力も高まります。

できれば毎日、そうでなくても週末くらいは、玄米にしてみましょう。食べにくいと感じる人は、白米と混ぜたり、雑穀米がおすすめです。

白米は栄養を削ってしまっている

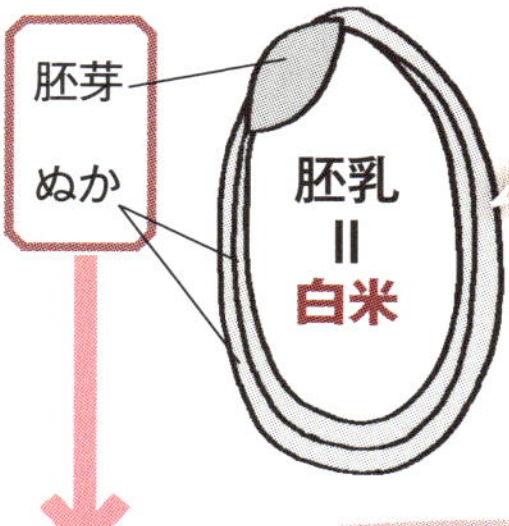

発芽する力のある玄米には、生命を維持するための栄養素がバランスよく含まれている。

この部分に、食物繊維、ビタミン、鉄などが豊富

調理のポイント

発芽させてから炊くとより効果的

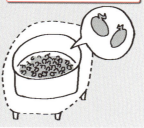

冬は発芽に2～3日かかることもある。発芽モードがついている炊飯器を使えば、1年中、短時間で発芽玄米を作ることができて、便利。

玄米を炊く前日の朝から水にひたしておけばOK

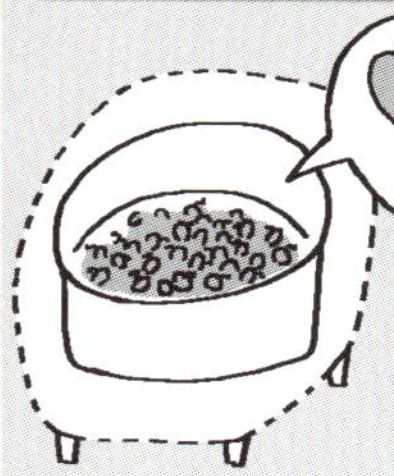

豆類や小魚を積極的にとれば、少ない品数でも栄養バランスが整う

玄米と同様、皮ごと食べる大豆やごま、頭からしっぽ、骨、内臓まですべて食べられる小魚や桜エビなども、丸ごと食品です。おかずにこれらの食品を取り入れれば、**何品も作らなくても、バランスよく栄養がとれます。**ごまや干しエビは保存がきくので、常備しておくと便利です。

手軽に手に入る丸ごと食品

豆類

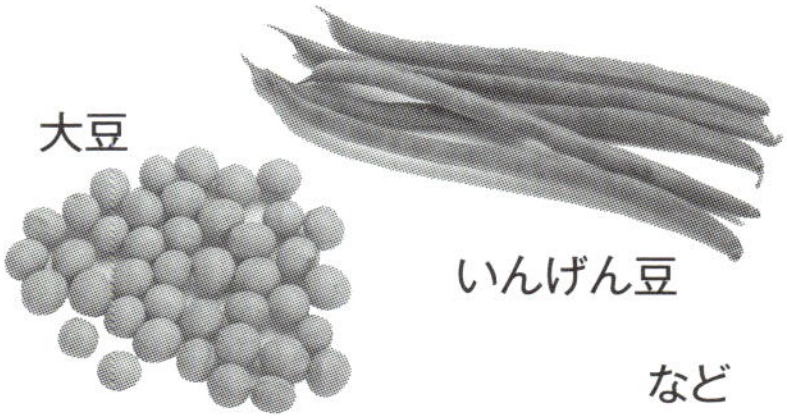
大豆
いんげん豆

など

豆類は、薄皮を剝かずに食べるのがポイント。缶詰のミックスビーンズは、スープやサラダの具材として手軽に使える。

種実類

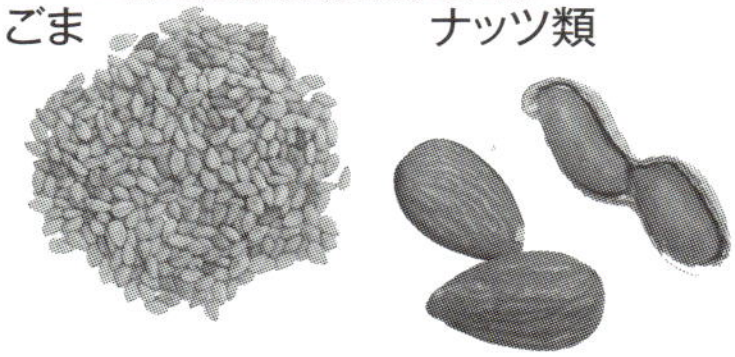
ごま
ナッツ類

など

ごまは、ごはんやおひたしに振りかけたり、ナッツは小腹がすいたときのおやつにもおすすめ。

小魚などの魚介類

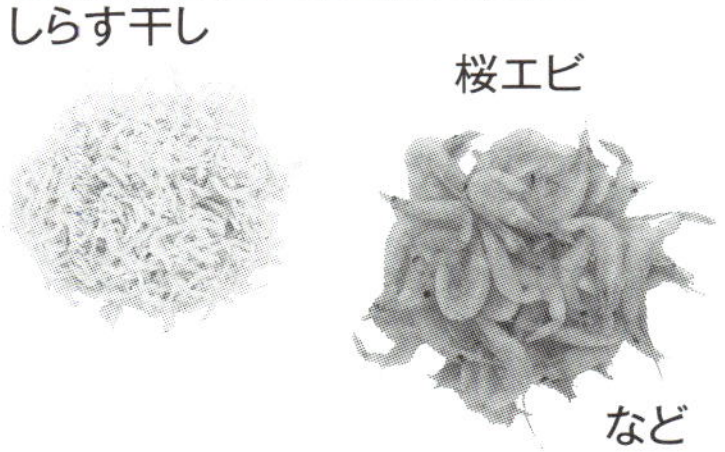
しらす干し
桜エビ

など

魚介類は、丸ごと食べられる小魚や桜エビがおすすめ。切り身の魚を食べる場合も、皮は残さず食べよう。

調理のポイント

おひたしにナッツや小魚を和える

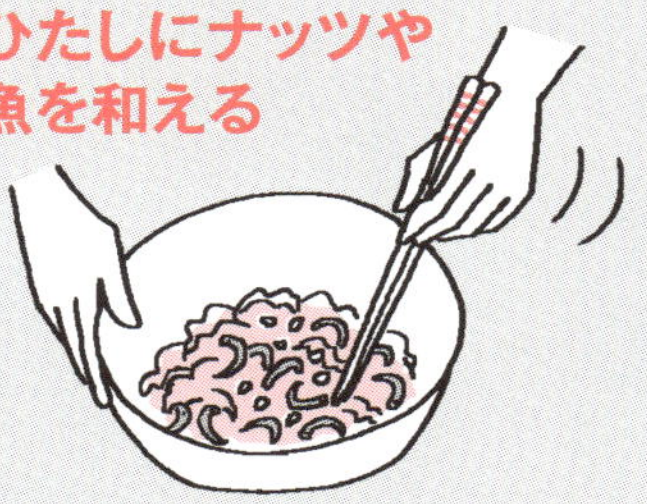

保存のきくナッツや、乾燥させたじゃこなどを常備しておき、いつものおひたしに混ぜるだけで、栄養価がアップ。

マメ知識

高級なお刺身を食べる村は短命!?

とある県の漁村。A村は男性が長寿、隣のB村は男性が短命というデータを不思議に思い、大学の先生が調査しました。するとB村では、その日獲れた最もよい魚を刺身で夫に出し、A村では売れない小魚を夫に食べさせていたことが判明。皮肉にも、高級刺身を食べるB村のほうが栄養価が下がり、寿命が短くなっていたのです。

特効ルール 食事

しょうがやねぎの辛味で体温を上げる

体温を上げて免疫力をつける方法のひとつは、体を温める作用のある食品をとることです。体調が悪く体温が下がっているときは、意識して体を温めるものを食べるとよいでしょう。

辛味のある薬味やスパイスをとって、体の内側から免疫力を上げる

風邪をひいたときは、しょうが湯やねぎみそなどを口にすると早く治ると、よくいわれます。民間療法だろうと、あまり信用しない人もいますが、実は現代科学の理にもかなった、免疫力を上げる方法なのです。

これらの食品に含まれる辛味成分は、細胞中のミトコンドリアという組織で処理されます。ミトコンドリアが活発に働くためには、高い体温が必要なため、**辛味成分をとると、体温がだんだん上がっていきます。**

しょうがやねぎなどの薬味をはじめ、こしょうなどのスパイスも体温を上げます。毎日の食卓に、少しずつ使用するとよいでしょう。

いつものメニューにプラスする

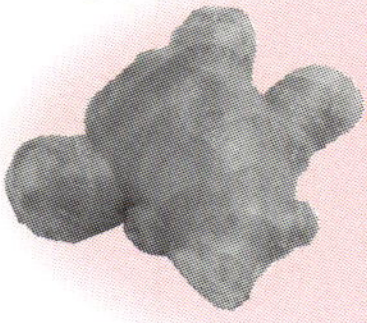

手軽にとるには

チューブのしょうがを紅茶やスープに加える

スープや煮込み料理に加えると、味のアクセントになる。紅茶にも体を温める作用があるため、温かい紅茶に入れて飲むと、より効果的。

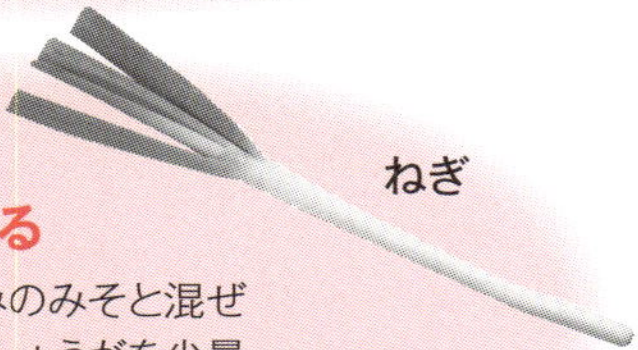

手軽にとるには

ねぎみそにしてごはんのおともにする

ねぎを細かく刻んでお好みのみそと混ぜるだけでOK。にんにくやしょうがを少量加えてもよい。野菜スティックのディップにしたり、肉や魚との相性も抜群。

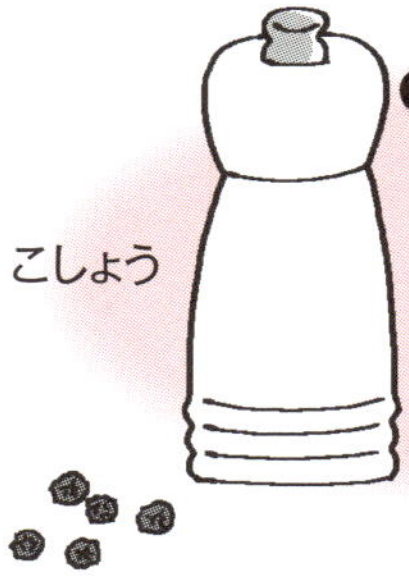

手軽にとるには

スープや炒め物に加える

スープや炒め物には、積極的にこしょうを使おう。塩味が足りないな、と感じたときは、塩の前にこしょうを足してみると、物足りなさが解消することも。

冬が旬の食材や根菜も体を温める。積極的に取り入れて冷えを防ぐ

食材には体を温めるものと、冷やすものがあります。基本的に、**北でとれるものや、冬が旬の食べ物には体を温める作用**があります。

南でとれるもの、夏が旬のもの、水分の多いものなどは、体を冷やします。少なくとも冬や体調のよくないときは、なるべく避けましょう。

体を温める食材と合わせて効果倍増

体を温める食材

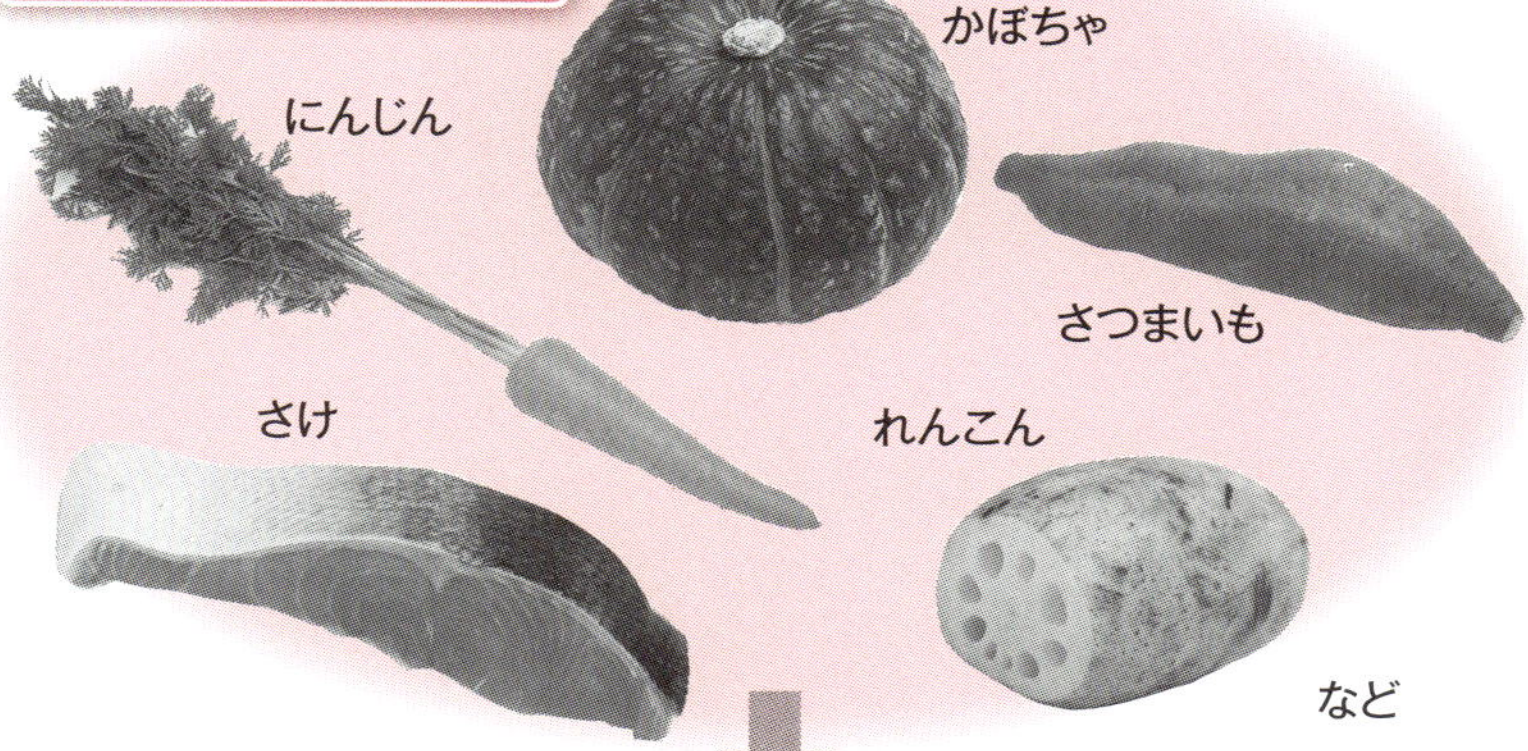

にんじん
かぼちゃ
さつまいも
さけ
れんこん
など

おすすめメニュー1　ねぎたっぷり石狩汁

寒い冬は、さけや大根、にんじんなどをひと口大に切って、みそで味付けした、石狩汁で体を温めよう。ねぎの白い部分は具材として、青い部分は盛りつけ後にトッピングとしてたっぷり使うと◎。

おすすめメニュー2　さつまいものしょうが煮

皮ごと1㎝ほどの厚さの輪切りにしたさつまいもと、せん切りにしたしょうがを煮込み、しょうゆ、みりんなどで味付けする。はちみつや黒糖などで甘味をつけ、レモン汁を少量加えてもおいしい。

マメ知識　ねぎは青い部分も白い部分も食べる

ねぎの青い部分にはビタミンが豊富で、ねぎの辛さのもとであるアリシンという成分は白い部分に多く含まれます。体温を上げる効果があるのはアリシンですが、ビタミンもがんを防ぐ効果があるといわれています。長ねぎの青い部分は捨ててしまうという人もいますが、青い部分も残さず、丸ごと食べましょう。

発酵食品で腸の免疫力を高める

7mにも及ぶ腸は、免疫のキーポイント。腸内細菌のバランスを整え、腸の免疫力を高めてくれるのが、発酵食品です。栄養があり、しかもおいしい発酵食品を積極的にとりましょう。

納豆やヨーグルトなどの発酵食品で腸内環境を整えると、リンパ球が増える

私たち人間の免疫の原点となっているのが、腸です。口から入ってくる食べ物には、多くの細菌がついていたり、食べ物の消化・吸収の過程では毒素が生まれます。そのため消化管には、多くの顆粒球《かりゅうきゅう》やリンパ球が集まって、これに備えています（P114参照）。消化・吸収だけでなく、免疫面でも大切な腸をベストな状態に維持しておくことが、健康を守る重要なカギになります。

発酵食品は、乳酸菌や麹菌、酵母菌などの微生物の働きを利用して、糖などを分解させたものです。大豆を発酵させたみそや納豆をはじめ、乳製品のヨーグルトやチーズなどが代表的です。

これらの**発酵食品には、腸内の細菌バランスを整える働き**があります。発酵することでアミノ酸などの旨味成分も加わり、よりおいしく、より栄養価が高くなります。

さらに、**みそやしょうゆには、抗がん作用がある**ことも知られています。発酵食品は、一石二鳥どころか三鳥も四鳥もある、優秀な健康食です。

知っておこう

乳酸菌は生きたまま腸に届かなくても効果がある

乳酸菌飲料やヨーグルトの宣伝などでは、菌が生きて腸に届くことが強調されるものが多くあります。しかし実際には、必ずしも生きて届く必要はありません。

乳酸菌が生きたまま腸に行っても、もともと腸内にすみ着いている細菌に、排除される可能性があります。しかし乳酸菌は、死んでも栄養になります。乳酸菌が分泌するさまざまな物質が、腸内細菌のエサになるのです。たとえ生きていなくても、乳酸菌は健康の強い味方なのです。

乳酸菌や麹菌などが腸内の免疫力を高める

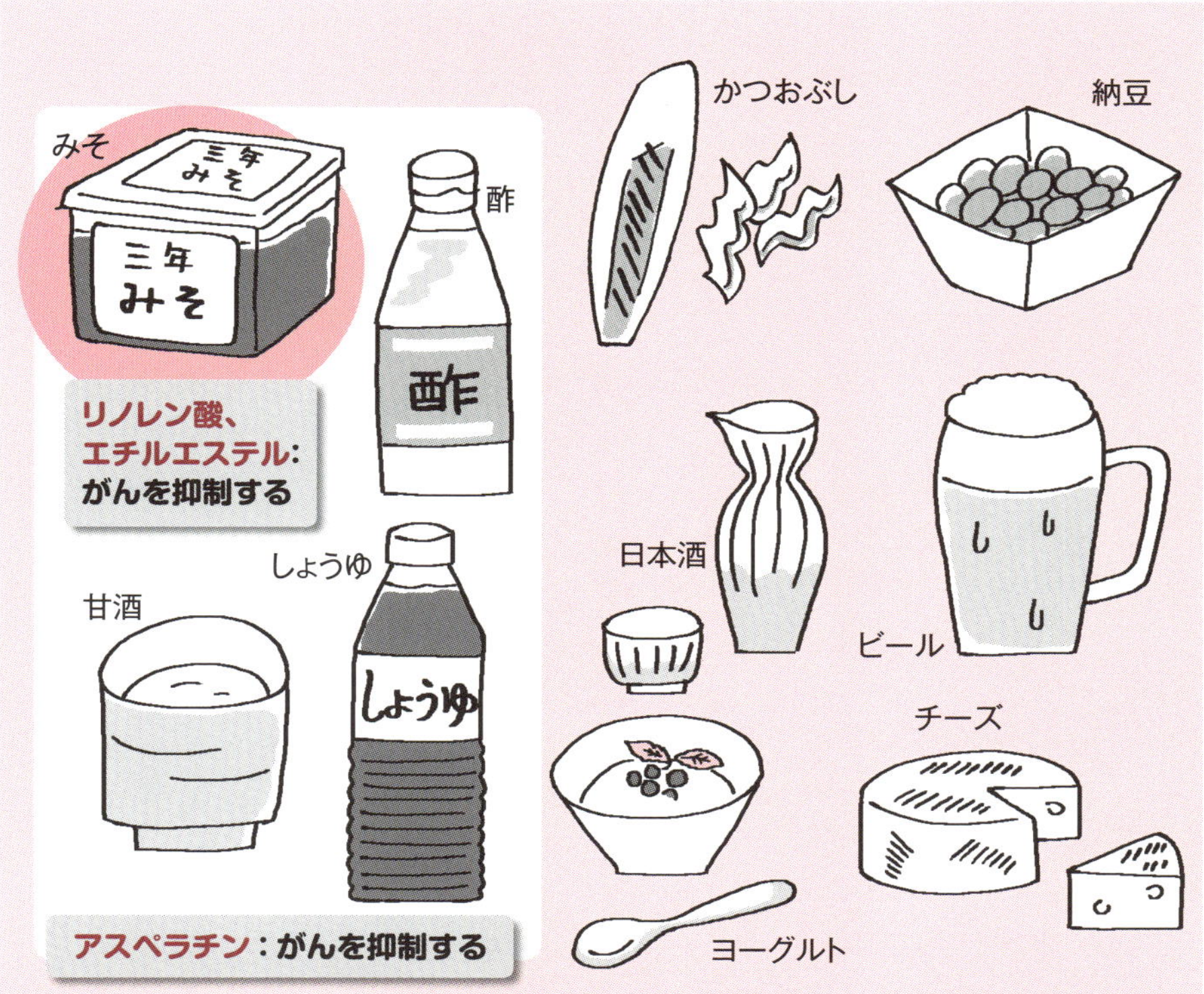

発酵食品の中でも、みそや酢、しょうゆ、甘酒に含まれるアスペラチンには、がんを抑制する作用があるといわれる。さらに、みそにはリノレン酸やエチルエステルといった、がん予防が期待される成分が含まれる。

おすすめメニュー1

具だくさんみそ汁

優秀な発酵食品であるみそを使ったみそ汁は、1日1回はとりたい。煮ることでかさが減るため、野菜やきのこ、海藻をたくさんとれる。

おすすめメニュー2

キムチ納豆

キムチには乳酸菌がたっぷり含まれている。ごはんのおともにするほか、納豆に混ぜたり、炒め物に入れてもおいしい。

おすすめメニュー3

黒酢ヨーグルト

黒酢は米酢などに比べて口当たりがまろやかなので、デザートにもおすすめ。甘味が欲しいときは、はちみつや黒糖を少量加えてもよい。

特効ルール　食事

海藻やきのこの食物繊維で腸を洗浄する

免疫の要《かなめ》である腸を元気にしてくれるものに、食物繊維があります。現代の食生活で摂取が少なくなっている野菜や海藻、きのこ類などをたっぷりとって、食物繊維不足を解消しましょう。

食物繊維が腸の善玉菌を元気にして、免疫力の低下を防ぐ

「食物繊維」は、ヒトの消化酵素では消化・吸収できない物質の総称です。栄養素ではないのですが、健康維持には欠かせません。

　最も大きな役割は、**腸内細菌の繁殖地となり、腸内環境を整える**ことです。腸は免疫の要となる部位だけに、よい環境が整えば、最大限の免疫力を発揮できます。

　食物繊維は消化できないのですが、それでも腸は消化しようと活発に働きます。そのことによって、**副交感神経が刺激され、全身のリンパ球が活性化**します。それにより、免疫力がおおいに高まります。

　食物繊維が便秘解消に効果的なのも、腸の動きが活発になるからです。ただ、あまりとりすぎると、腸の動きが激しくなりすぎて、逆に下痢を引き起こすことがあります。

　また食物繊維は、大腸がん予防にも効果的といわれています。

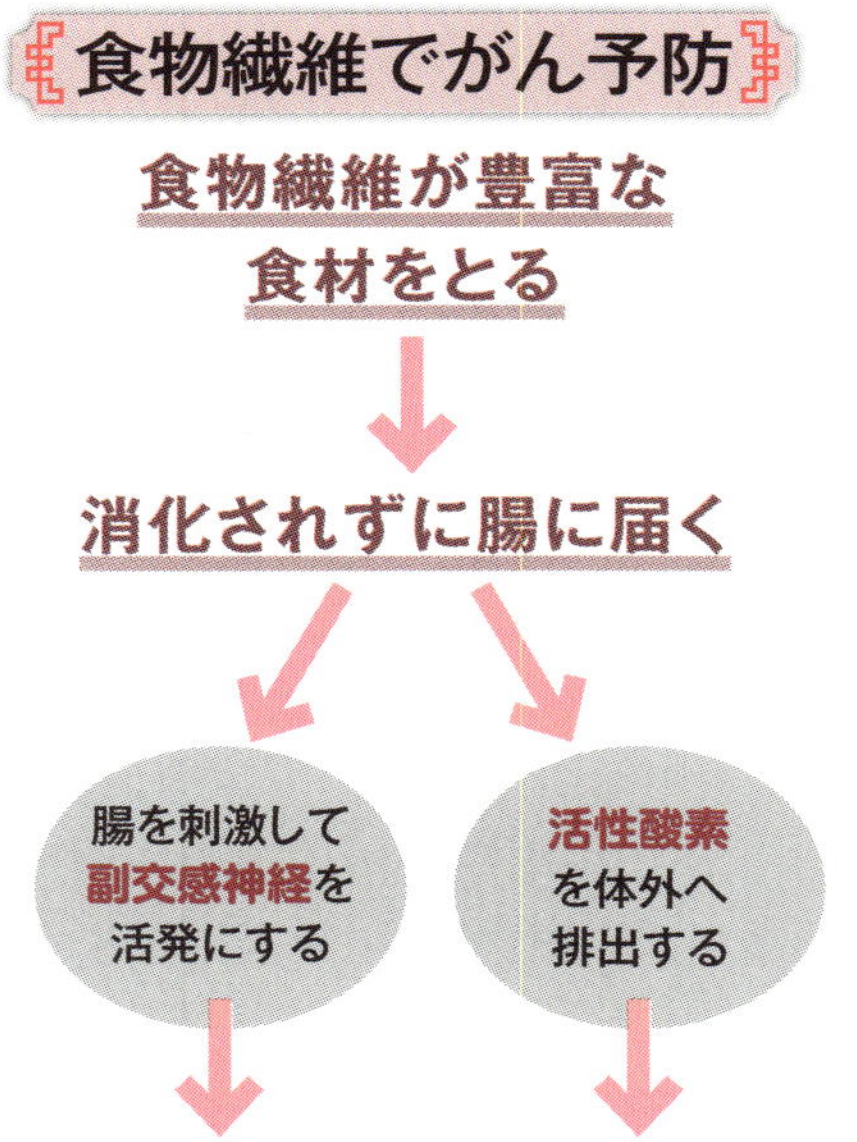

食物繊維でがん予防
食物繊維が豊富な食材をとる
消化されずに腸に届く
腸を刺激して副交感神経を活発にする
活性酸素を体外へ排出する
リンパ球が増え、免疫力アップ
がんや動脈硬化を予防

食物繊維によって腸の動きが活発になると、副交感神経が働き、免疫力が高まる。また、食物繊維には、がんや動脈硬化を引き起こす原因ともいわれる、活性酸素を排出する役割もある。

1食1品は野菜やきのこ、海藻にして、食事で副交感神経を働かせる

食物繊維には、不溶性と水溶性の2種類があります。不溶性食物繊維を多く含むのは、穀類やいも類、豆類、野菜、きのこ類です。水溶性食物繊維が多いのは、果実類、海藻類、野菜などです。それぞれの食物繊維は役割が異なるので、どちらもまんべんなくとるようにします。

特に、外食の多い人は、意識しないと食物繊維をたっぷりとれません。まず、**1食に1品は野菜やきのこ類のおかずをとる**ことを心がけましょう。全体的に和食の多い食生活に変えると、食物繊維をとりやすくなります。

たくさん摂取するには、**主食を玄米や全粒パンなどの茶色いものにする**と、食物繊維量が増えます。

ビタミンやミネラルもたくさんとれる

食物繊維が豊富な食材

きのこ：β《ベータ》-グルカンが腫瘍の発生を抑える

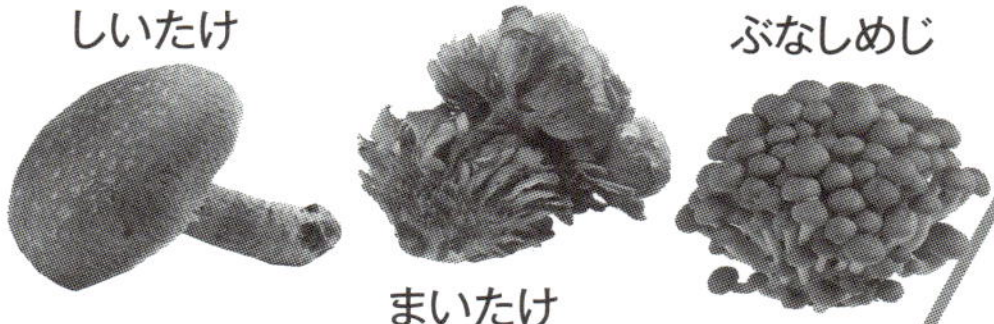
しいたけ
まいたけ
ぶなしめじ
など

きのこは、栄養成分や旨味を逃さないために、基本的には水洗いはせず、布巾で汚れをふきとる程度にしよう。

玄米：ビタミン、ミネラルなど、バランスよく栄養をとれる

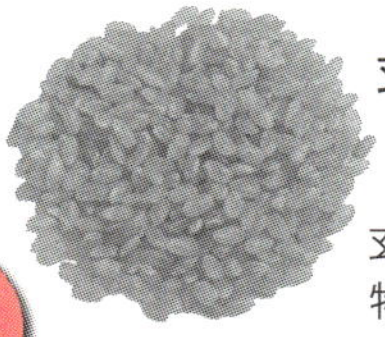
玄米

玄米は白米の約５倍の食物繊維が含まれている。

海藻：フコイダンが腫瘍の自滅を促す

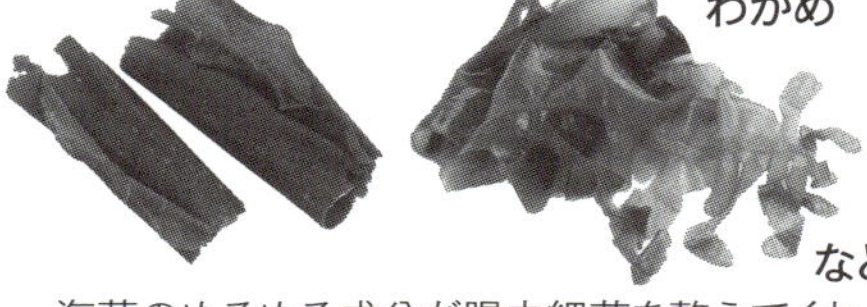
こんぶ
わかめ
など

海藻のぬるぬる成分が腸内細菌を整えてくれる。みそ汁やサラダに使ったり、おかずの1品としてめかぶやもずくを常備しておくとよい。

野菜：ビタミンや食物繊維が活性酸素の排出を促す

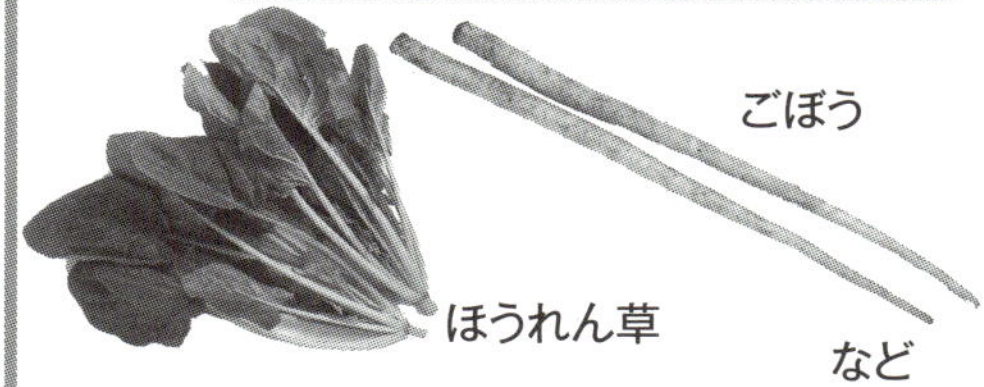
ごぼう
ほうれん草
など

野菜に含まれるビタミンやミネラルを無駄なくとるには、加熱時間を短くして栄養素が壊れるのを防いだり、スープごと食べて溶け出した栄養素もとるようにするとよい。

特効ルール　食事

干し野菜で細胞を活性化する

皮ごと食べたり、日に干したりするなどのちょっとした工夫で、野菜や果物の栄養をたっぷりととることができます。野菜や果物には、サプリメントには含まれない栄養素がたくさん含まれています。

野菜や果物はできるだけ皮ごと食べれば、副交感神経が優位になって免疫力が高まる

植物は、紫外線や害虫から身を守るために、〝ファイトケミカル〟と呼ばれる物質を作ります。**皮に多く含まれるファイトケミカルをとると、免疫力が上がったり、老化や病気の原因となる、体内の酸化を予防**する効果が得られます。また、植物に含まれる、人体に悪影響を与えない程度の微量の放射線が細胞を活性化させます。

野菜や果物は、下のような工夫で皮ごと食べれば、栄養たっぷりの〝丸ごと食品〟にもなります（P12参照）。

皮を残さず食べるための工夫

☑調理前にスポンジでこすり洗いをする

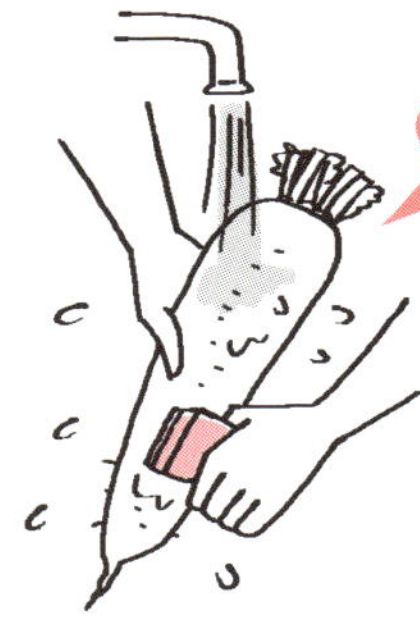

野菜や果物専用のスポンジを用意する

野菜や果物は、外敵から身を守っている皮の周辺に栄養が豊富。スポンジなどで汚れを落としたら、皮ごと切って調理しよう。

☑皮ごと食べられない場合は、皮のみで調理する

メニュー例1

たまねぎの皮茶

たまねぎの茶色い薄皮の部分に含まれる、ケセルチンという成分は血管を若く保つ効果などがある。薄皮の部分を煮出して、お茶としてとろう。

メニュー例2

みかんの皮ジャム

柑橘系の皮は厚く、そのまま食べるのが難しいため、せん切りにした皮を砂糖で煮詰めてジャムにしたり、はちみつ漬けにしておやつとして食べるのがおすすめ。

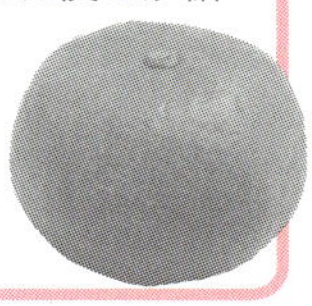

天日干しにすることで、太陽のパワーも取り込み、栄養がさらにアップ

切り干し大根や干ししいたけなど、天日干しして作られる野菜は、大きなパワーをもっています。太陽光を浴びることで、**大根なら、カルシウムやビタミンが増加し、干ししいたけは、ビタミンDがたっぷりと合成されます。**しかも、素材がもつ旨味が引き出されて、さらにおいしくなります。

干すと長期保存ができ、調理時間が短縮できるのもメリットです。

早速チャレンジ！　干し野菜の作り方

STEP1 野菜を洗って薄切りにする

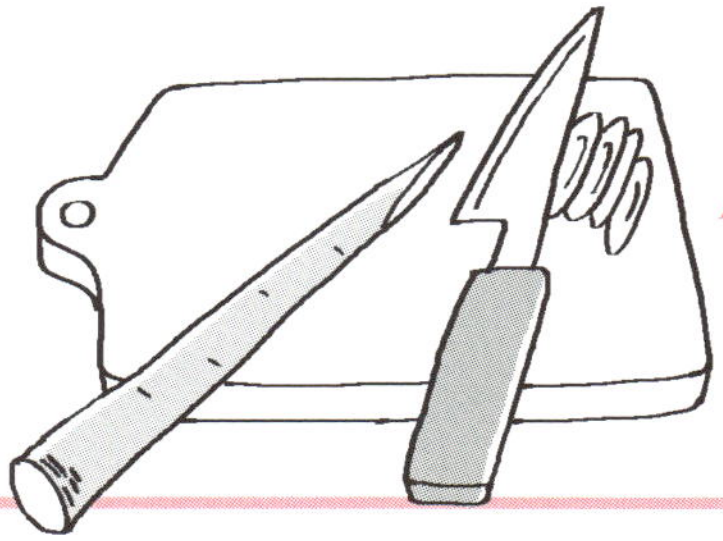
好みの果実にすればドライフルーツになる

好みの野菜を皮ごとスライスする。形は好みで構わないが、薄くスライスするのがポイント。きのこ類は、手で食べやすい大きさに割いたり、ほぐす。

STEP2 日当たりがよく、風通しのよい場所で干す

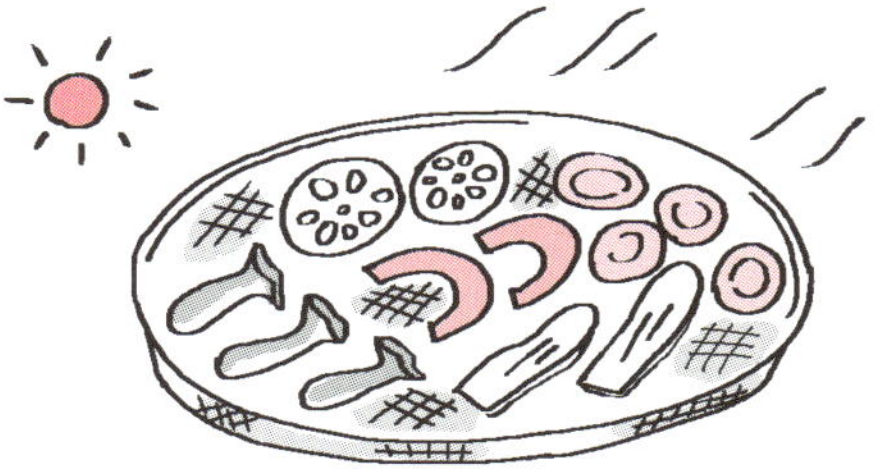

重ならないようにざるに並べ、日当たりと風通しのよい場所で5時間ほど干す。日が高い10時～15時ごろがおすすめ。室内で作る場合は、日当たりがよい窓辺に置き、網戸を開けておく。

干し野菜におすすめの食材

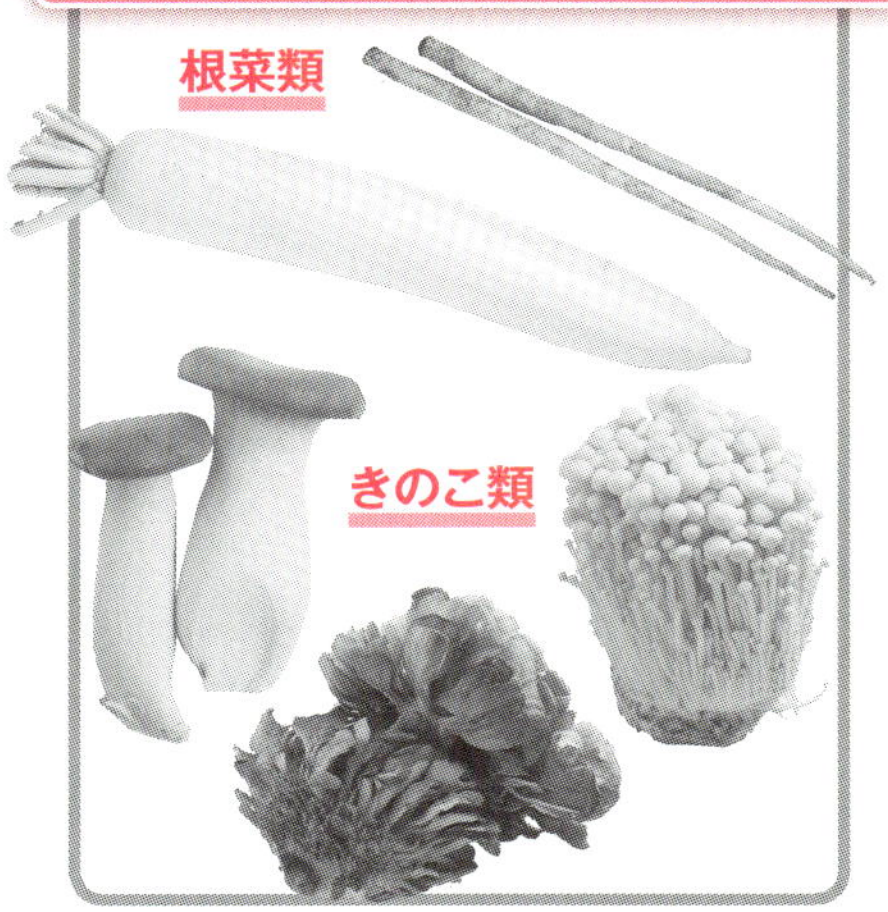
根菜類
きのこ類

特効ルール **食事**

冷たい飲み物は口の中で温めて飲む

暑くもないのに冷たい飲み物ばかり口にしていると、体が冷えて、免疫力が低下します。また、冷たくなくても、水分をとりすぎると、胃腸を痛めてしまうことがあります。

キンキンに冷えたビールや氷たっぷりのジュースは体を冷やして免疫力を下げる

氷を入れたり、冷蔵庫に入れて冷やした飲み物は、現代では当たり前に口にしていますが、もともと自然にはないものです。ヒトが冷たい飲み物を飲むようになったのは、冷蔵庫が普及してからです。

あまり冷たいものを飲むと、体は冷えてしまいます。体が冷えれば、免疫力は低下します（P120参照）。

真夏などに心地よく感じる程度の冷たい飲み物を口にするのは構いませんが、そうでないときは避けたほうがよいでしょう。

外で冷たい飲み物を出されたときは、上のような工夫で回避するのもひとつの方法です。

冷えすぎた飲み物から体を守る工夫

ケース1

外出先で冷たい飲み物を出された

↓

- ☑ **氷が溶けるまで待ってから飲む**
- ☑ **すぐに飲み込まずに、しばらく口の中に含んで温度を上げる**

冷たい飲み物は、口の中に少しの間含んでおくと、温度が上がる。お店などで注文するときは、可能ならば、氷なしにしてもらうとよい。

ケース2

会社の新年会でお酒を飲む

↓

- ☑ **日本酒の熱燗や焼酎のお湯割りを選ぶ**

お酒を飲むときも、熱燗やお湯割りなど、温かいものを選ぶとよい。ただし、血行がよくなり、酔いが回りやすくなるため、飲みすぎに注意。

飲み物は**のどが渇いたときにだけ**飲んで、胃のバリアを守る

最近では、熱中症予防や代謝をよくするために、水分をたっぷりとるよう、よくいわれます。ただ、いつも水をたくさん飲んでいると、かえって体によくありません。**胃に水がたまり、食べ物を消化する胃酸が薄まってしまいます。**胃酸は、細菌などから胃を守る働きもあるため、消化不良になるだけでなく、免疫力も低下します。

もちろん、水分不足は避けなくてはいけません。**「水を飲みたい」と感じたときに、適量をとる**ことが大切です。

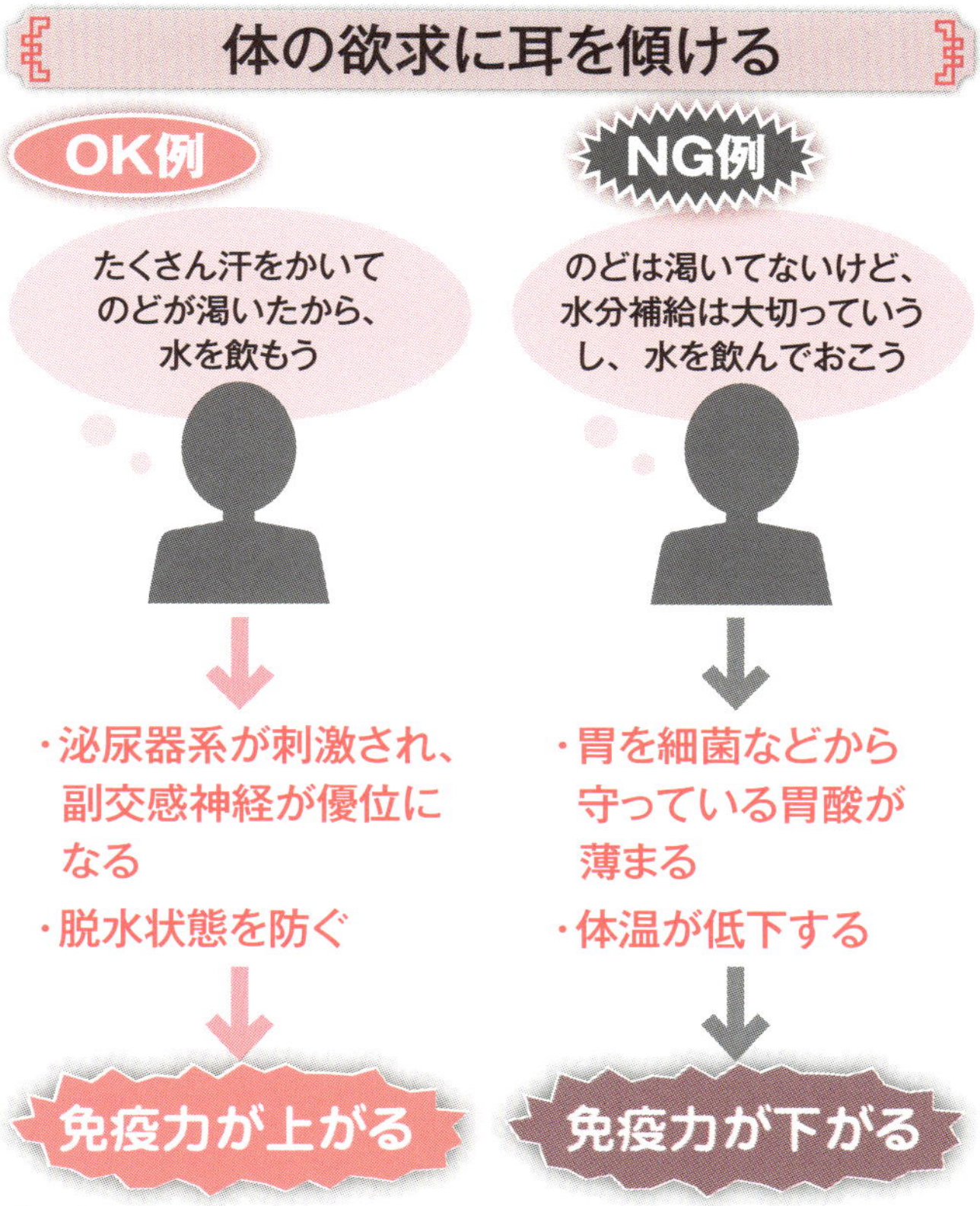

体の欲求に耳を傾ける
OK例
たくさん汗をかいて のどが渇いたから、水を飲もう
・泌尿器系が刺激され、副交感神経が優位になる
・脱水状態を防ぐ
免疫力が上がる
NG例
のどは渇いてないけど、水分補給は大切っていうし、水を飲んでおこう
・胃を細菌などから守っている胃酸が薄まる
・体温が低下する
免疫力が下がる

「のどが渇いたなぁ」と感じるときが、体が水分を欲しているサイン。のどが渇いていなければ、無理に水分をとる必要はない。

知っておこう

疲れたときには砂糖入りコーヒーを飲む

コーヒーのカフェインには、副交感神経と交感神経の両方を刺激する作用があります。疲れたときに飲むと、まずリラックス効果が得られ、その後、やる気が湧いてきます。砂糖を入れると、甘味でリラックス効果が高まり、さらにミルクを加えると、脂肪分でリラックス効果が長く続きます。

特効ルール **食事**

ゆっくり味わって副交感神経を刺激する

忙しい日々でも、短時間で食事を済ませてしまうのはよくありません。食べる喜びを感じて食物に感謝しながら、よく噛んでゆっくりと味わいましょう。副交感神経が刺激され、免疫力が高まります。

よく噛んで食べると副交感神経が働いて、リンパ球が増える

ゆっくりよく噛んで食べることは、副交感神経を刺激して、免疫力を高めます。それだけでなく、あごをよく動かすと、脳に刺激を与えて活性化を促してくれます。これは、認知症予防にもつながります。

よく噛んで食べる習慣をつける意味でも、玄米食はおすすめです。白米より硬いので、自然とよく噛むようになります。

よく噛むといっても、口の中で食べ物がドロドロになるまで噛むのは、かえってよくありません。ある程度形が残っている固形物が胃に入ることで、腸管は刺激され、活発に働きます。

噛むことによる3つのメリット

メリット1　消化管が刺激されて、副交感神経が優位になる

よく噛むことで、胃腸などの消化管の働きが活発になる。消化管の働きは、副交感神経に支配されているため、消化管が活発に動くようになれば、副交感神経も十分に働く。すると、リンパ球が増え、免疫力が上がる。

メリット2　脳が活性化する

顔にはたくさんの筋肉があるため、よく噛んで顔の筋肉を動かすことで、脳の血流がよくなり、脳も活性化する。

メリット3　満腹中枢が刺激され、食べすぎを防げる

よく噛むことが、満腹感をもたらし、食べすぎを防ぐことができる。丸のみのように食べてしまう早食いの人は、満腹感が得られないために、ついつい食べすぎてしまっていることが多い。

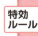

噛む回数を増やす工夫

☑具材は大きめにカットする

調理の際に、食材を大きくカットすると、必然的に噛む回数も増える。また、軟らかいものは噛まずに飲み込めてしまうので、小魚やナッツなど、硬い食材を取り入れるとよい。繊維質の豊富な野菜や弾力のあるこんにゃくなどもおすすめ。

☑食事の時間を長めにとる

時間に余裕がなく、急いで食べると噛む回数も減ってしまう。せめて夕食だけでも、ゆっくりと時間をかけて食べるようにしよう。

☑食事中の水分摂取は少なめにする

食事中に水分をとると、流し込んでしまいがち。メニューにみそ汁がある場合は、別に水分をとる必要はない。お茶や水を飲む場合は1杯程度にするか、食後に飲むようにするとよい。

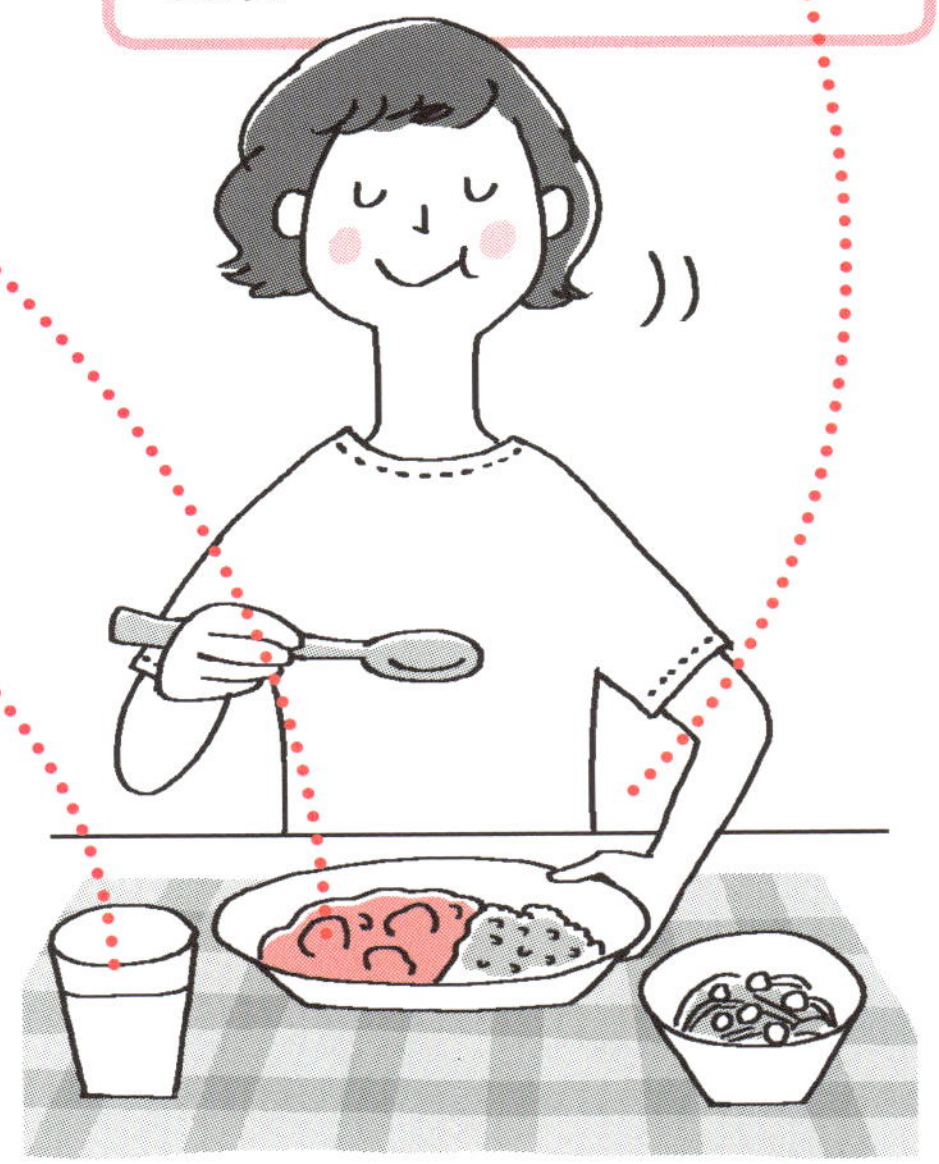

Dr. 安保が実践！

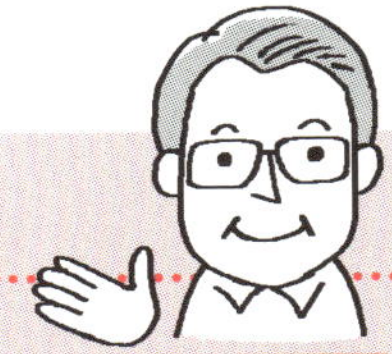

玄米菜食のよく噛む食事で体質が改善

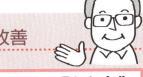

私は50歳代初めまで、ストレスだらけの生活のおかげで、血圧は高く、低体温で、全身ボロボロの状態でした。そんな折、人から玄米をいただいたので、玄米食にしてみました。玄米だとあっさりしたおかずが合うため、野菜もよく食べるようになりました。すると驚くことに、体はポカポカ、肌はツヤツヤ、体温もアップし、ダイエットにも成功したのです。

1週間で現れた変化

- 平熱が1℃上がった
- 便通がよくなり、便の臭いがなくなった
- 肌のツヤがよくなった
- 肩こりがなくなった

特効ルール　食事

適量の飲酒でストレス解消&免疫力アップ

ストレスがあると、ついお酒でうさ晴らししたくなるものです。ちょっとの量なら〝良薬〟になりますが、飲みすぎるとかえって免疫力を下げるので、注意が必要です。

3時間以上の飲酒は、体を緊張させて過度のストレスを招く

お酒を飲むと、全身がリラックスし、気持ちも楽になります。

お酒に含まれるアルコールは、体にとっては毒になります。そのため体は、血管を広げて尿の量を増やし、アルコールを排泄しようとします。この排泄の反応に働いているのが、副交感神経です。そのため、心身がリラックスし、免疫力が上がります。

ただし、それも飲みはじめてから1～2時間くらいのことです。それ以降も飲み続けると、今度は交感神経が働きはじめ、緊張状態になって免疫力が低下します。血管が縮まるので、顔が青ざめて、尿が出にくくなります。その状態が翌日まで続いてしまうのが、いわゆる二日酔いです。

結局、**ストレス解消効果があるのは、ほんのひととき**にすぎません。**長く飲むと、かえって有害**であることを、よく覚えておきましょう。

ほどよく切り上げるのが◎

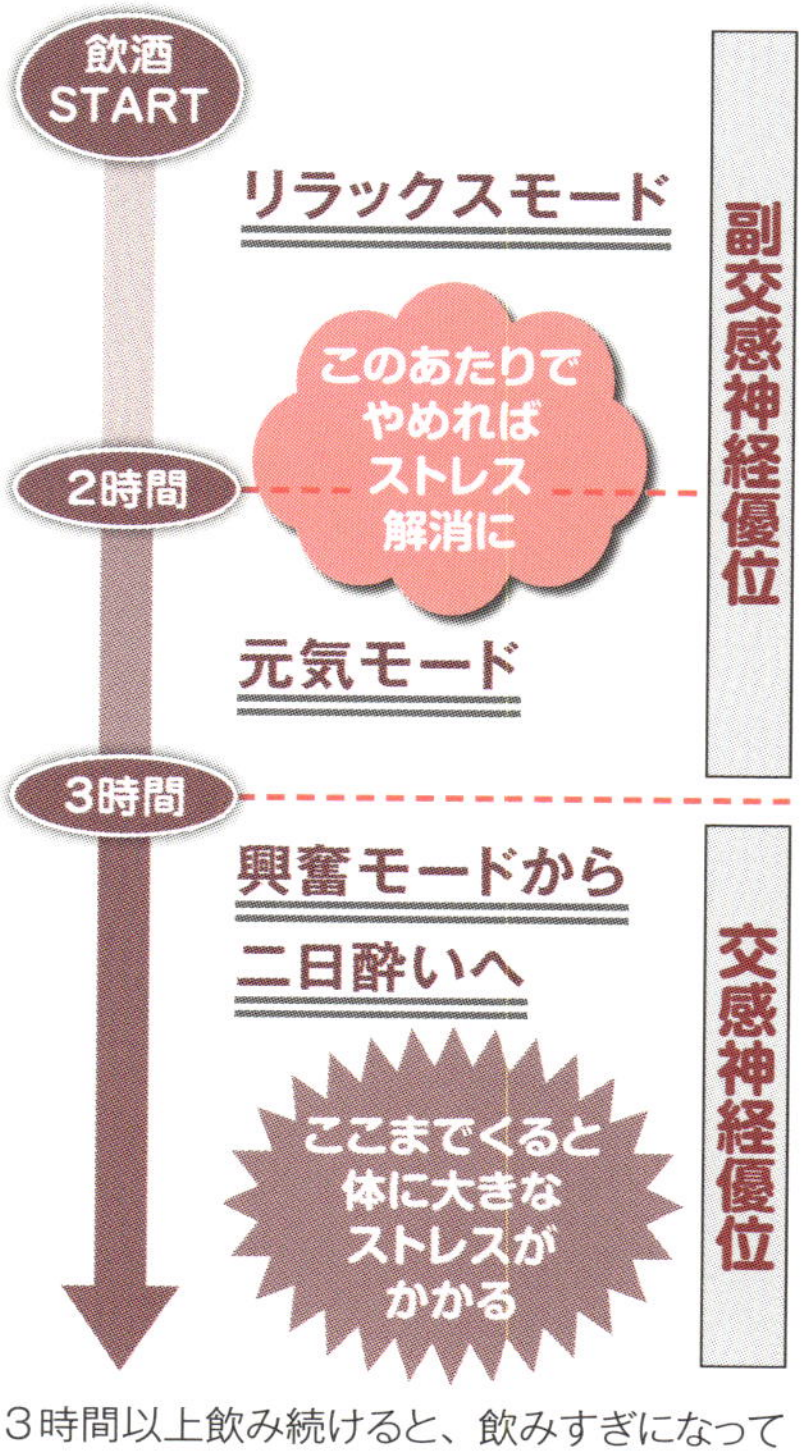
飲酒
START
リラックスモード
このあたりで
やめれば
ストレス
解消に
2時間
元気モード
3時間
興奮モードから
二日酔いへ
ここまでくると
体に大きな
ストレスが
かかる
副交感神経優位
交感神経優位

3時間以上飲み続けると、飲みすぎになってしまうことが多い。二日酔いになるほどには飲まないようにする。

適量のお酒を毎日飲むと、心臓病のリスクが下がる

お酒を“百薬の長”にするポイント

ポイント1　よく飲むお酒の適量を知っておく

ビール
中瓶1本
（500mℓ）

日本酒
1合

チューハイ
1缶
（7%・350mℓ）

ウイスキー
ダブル1杯

焼酎
約0.5合
（25度・100mℓ）

アルコール度数が高いお酒ほど、適量は少なくなる。1杯では飲み足りず、2杯飲みたいという人は、水やお湯で薄めて飲もう。

ポイント2　飲み会では愚痴より、将来の話をする

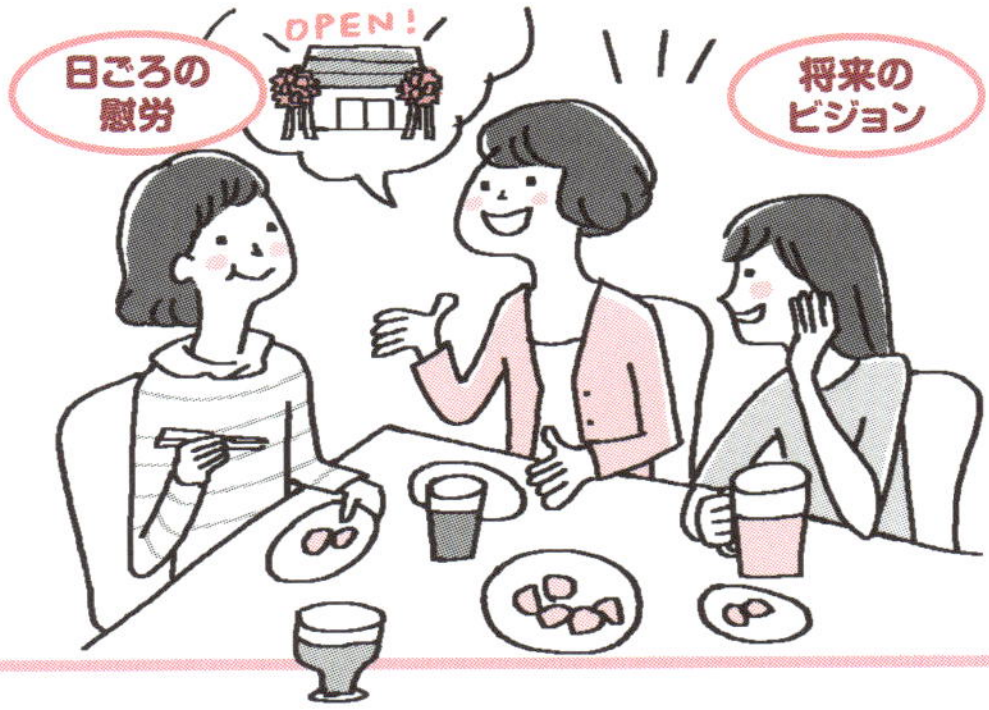

飲み会ではつい愚痴をこぼしてしまう人が多いが、イライラすると交感神経が刺激され、免疫力が下がってしまう。明るい話題を心がけるとよい。

体に現れる飲みすぎのサイン

- ☑顔が青白くなる
- ☑脈が速くなる
- ☑トイレが近くなる

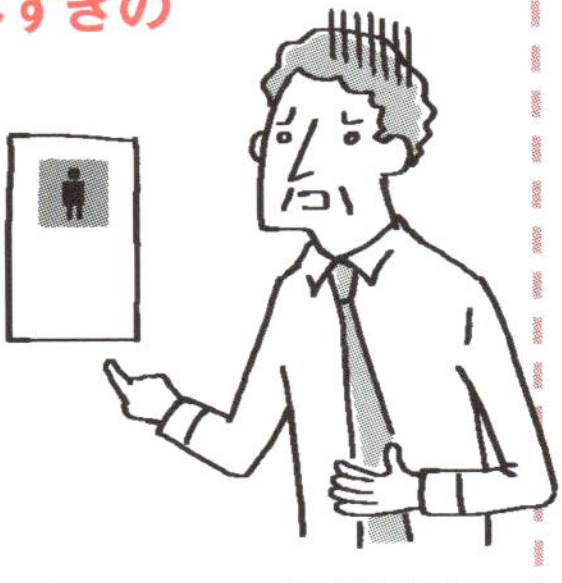

上のような症状は、お酒を飲みすぎて、交感神経が刺激されはじめているサイン。“よいお酒”にするためには、こうなる前にとどめよう。

以前行われた調査では、沖縄の100歳以上の長寿者は、上に示した適量のお酒を毎日飲んでいました。

また、**適量のお酒を毎日飲んでいる人は、心臓病で死亡する率が低いとのデータもあります。**飲みすぎは害になりますが、適度な飲酒は、まさに「百薬の長」なのです。

特効ルール　食事

天然の糖と塩を使って体のストレスを減らす

生きていくうえで欠かせないのが、エネルギー源である糖と、体内環境を整える塩。必要に応じて適量をとれば、副交感神経が刺激されて、ストレスが軽減されます。

ミネラル豊富な天然の塩は副交感神経を優位にして、免疫力を高める

細胞や筋肉が正常に働くために欠かせないのが、塩分です。体内で合成できないので、食べ物や調味料からとるしかありません。

塩分は血圧を上げるため、摂取量を控えているという人が多いようです。もちろんとりすぎはよくありませんが、現在の高血圧の原因は塩分過多よりむしろ、イライラや悩みなどで交感神経が優位になっていることにあります。ですから、ストレスの多い生活を改めず、塩分摂取を制限しても意味はありません。

また、精製塩（塩化ナトリウム）は交感神経を刺激して血圧を上げます。一方、**粗塩などの天然の塩は、マグネシウムやカリウムなどのミネラルが豊富**に含まれています。これらの**ミネラルは、交感神経だけでなく、副交感神経を刺激**する作用もあります。したがって、ストレスが多く、疲れやすい人は、天然の塩を使う習慣をつけると免疫力が高まります。

また、副交感神経が働きすぎている人は、適度に塩分をとることで交感神経がほどよく刺激されます。

成分表示や製造法から天然の塩を見分ける

パッケージの裏を見る

見極めポイント
工程に“イオン膜”とあれば精製塩、“平釜”とあれば天然の塩

原材料名はどちらも海水なので要注意

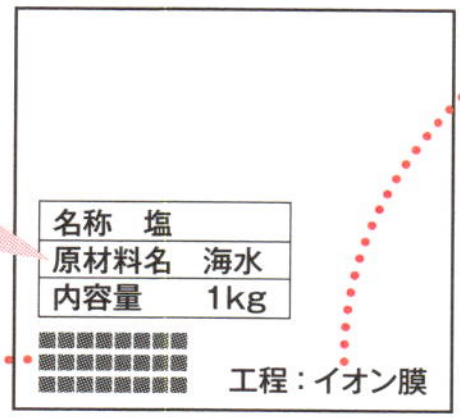

名称　塩
原材料名　海水
内容量　1kg
工程：イオン膜

見極めポイント
精製塩の場合は、“塩化ナトリウム99%以上”と書かれている

塩を買うときはパッケージの裏を見ると、精製塩か天然の塩かを見分けることができる。

糖分は果物や黒糖からとって、リラックス効果を持続させる

〝やけ食い〟という言葉があるように、イライラしたりすると、甘いものが欲しくなるものです。体は自然に、エネルギー源である糖質を欲しているので、体内に入るとその欲求が満たされて、副交感神経が働き、リラックスするからです。

ただ、**精製した白い砂糖を使ったお菓子類の糖分では、リラックス効果が長続きしません。**効果が切れるとイライラするという反動が大きいので、ストレス解消にはかえって逆効果で、免疫力を下げてしまいます。

ごはんもやはり糖質ですが、こちらは消化・吸収に時間がかかるので、リラックス効果が長続きします。**おやつでとるなら、食物繊維も含まれる果物などがよい**でしょう。

糖分は食物繊維と一緒にとるのがポイント

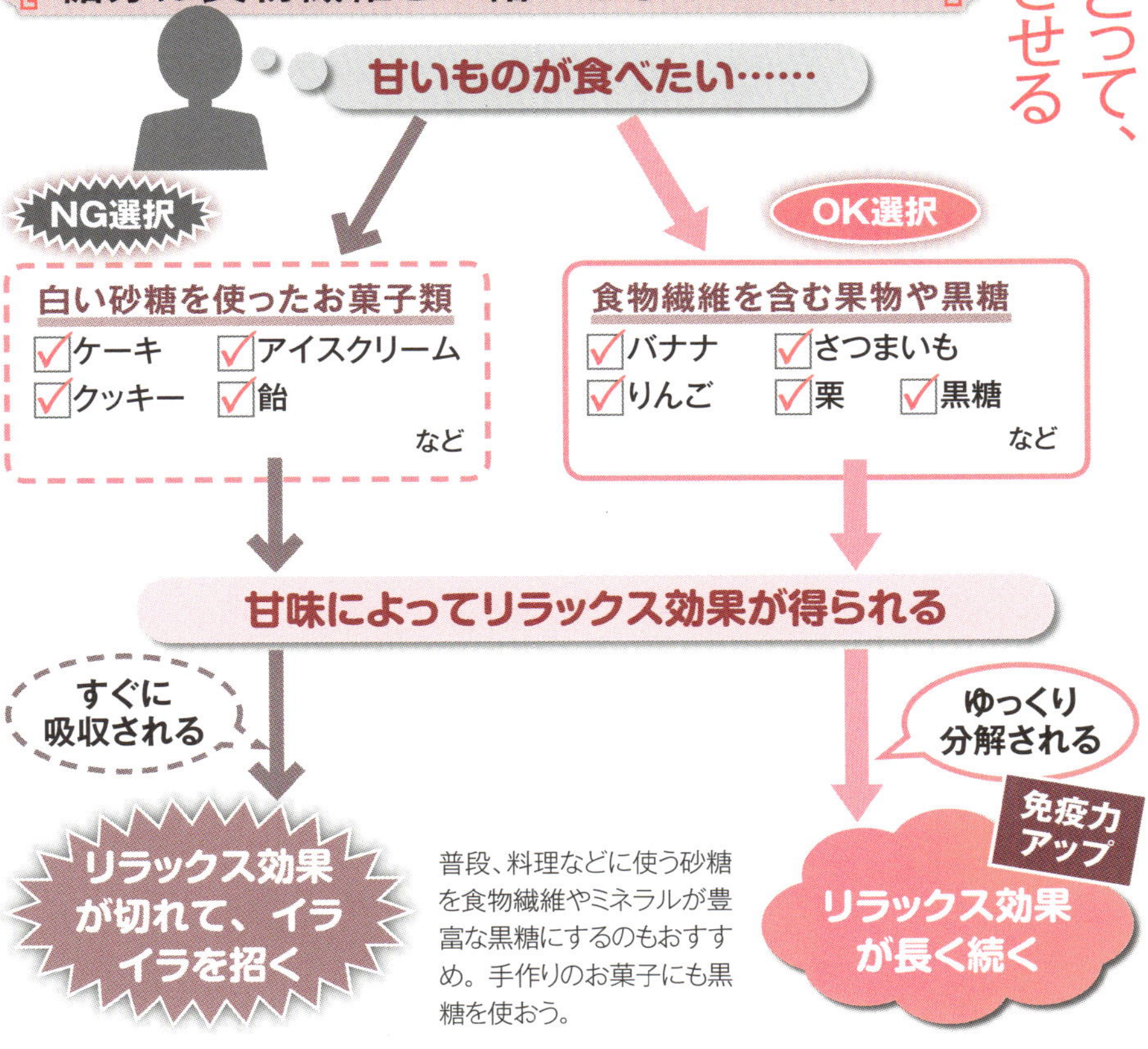
甘いものが食べたい……
NG選択
白い砂糖を使ったお菓子類
ケーキ
アイスクリーム
クッキー
飴
など
OK選択
食物繊維を含む果物や黒糖
バナナ
さつまいも
りんご
栗
黒糖
など
甘味によってリラックス効果が得られる
すぐに吸収される
リラックス効果が切れて、イライラを招く
ゆっくり分解される
免疫力アップ
リラックス効果が長く続く

普段、料理などに使う砂糖を食物繊維やミネラルが豊富な黒糖にするのもおすすめ。手作りのお菓子にも黒糖を使おう。

特効ルール　食事

食事の内容や回数は体の状態に合わせる

「1日3食規則正しく」といった、健康のための標語にふりまわされていませんか？　体の声をよく聞く習慣をつけ、体の欲求に応じて、臨機応変に対処することも大切です。

朝食抜きはよくないといわれますが、そうともいえません。夜遅く食べたときなど、翌朝はまだ食欲がありません。そんなときに、重い胃に食べ物を入れる必要はありません。

また、60歳以上になったら、それほどエネルギーを必要としないので、1日2食でも構いません。食事の内容も、年齢とともに変わります。若いときは肉類が好きでも、年をとると魚が欲しくなります。

大切なのは、「○○でなくてはいけない」と杓子定規《しゃくしじょうぎ》に考えないことです。**「いま食事をしたい」「これが食べたい」という、そのときの体の状態に合わせる**習慣をつけましょう。

食欲がないときは無理に3食とる必要はない。年齢とともに食事量は減ってよい

生活リズムによって食事も変わる

［朝が早いAさんの場合］

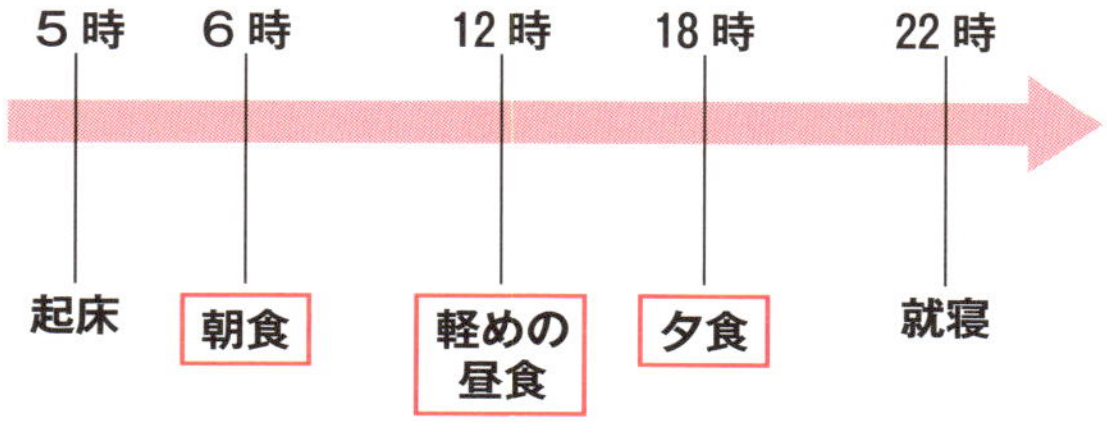

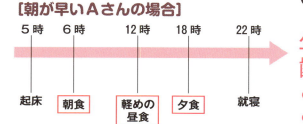

朝が早い場合は、昼食までの時間が長くなり、朝食を抜くとお腹がすいてエネルギー不足になるため、朝食はしっかりとろう。あまり食欲がなければ、昼食は軽めにしてもよい。

［夜が遅いBさんの場合］

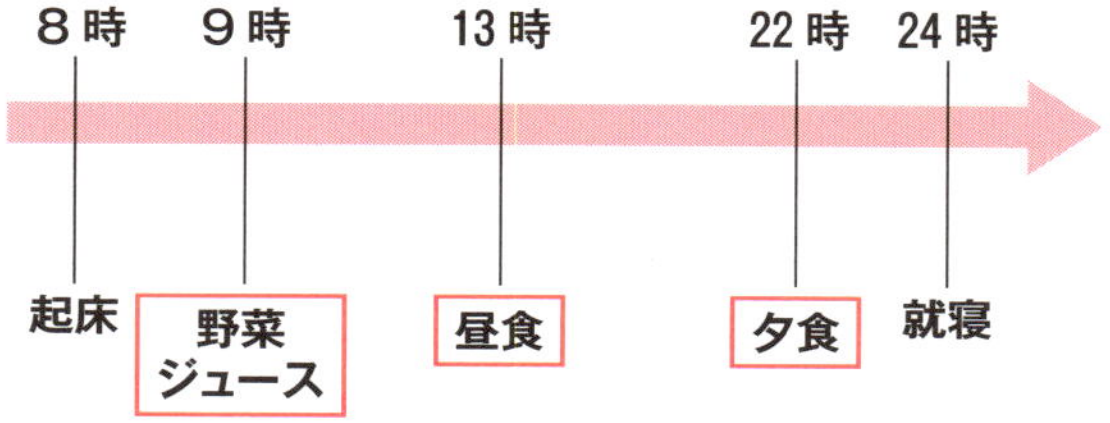

残業などで夕食が遅くなってしまうときは、朝食までの時間が短く、お腹がすかないことも多い。そんなときは、朝食代わりに野菜ジュースや果物など、軽めのものでも十分。

40代半ばからは食生活を切り替える

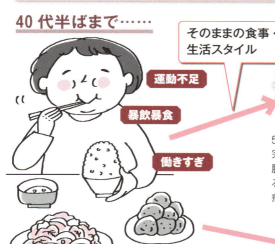

40代半ばまで……

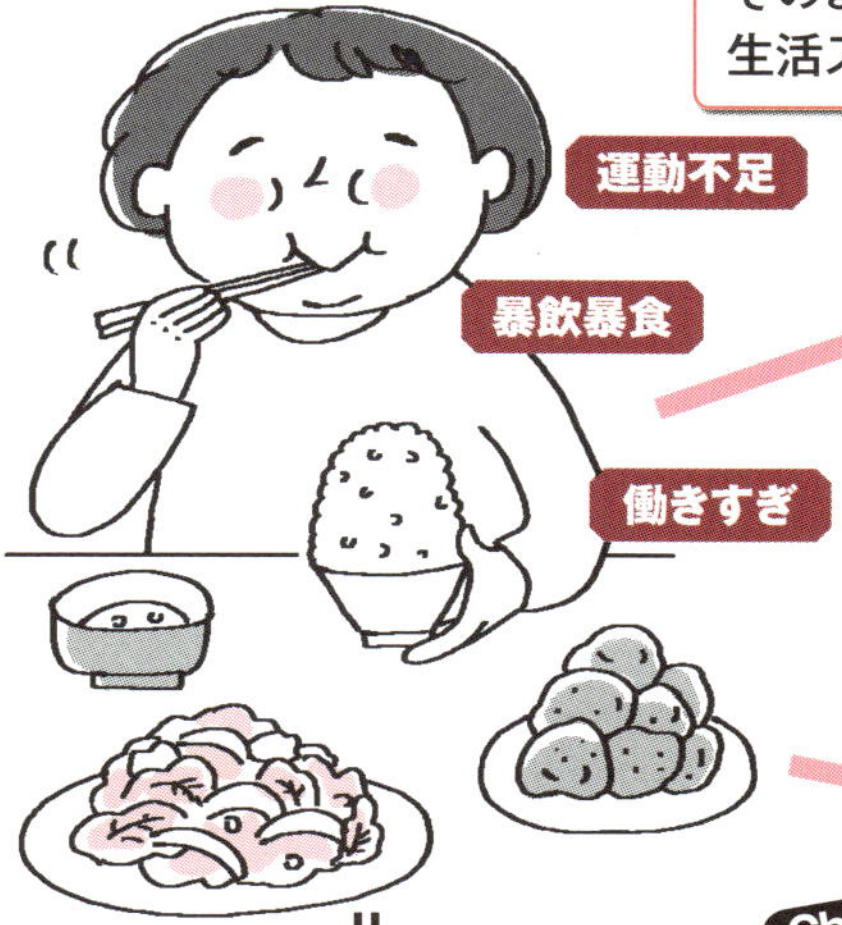

ぽっちゃり気味だが、リンパ球は多く、免疫力がある

働き盛りの40代半ばまでは、ストレスを解消するために、多少の暴飲暴食をしたり、運動不足によってぽっちゃり気味になっても、それがエネルギー源になる。

そのままの食事・生活スタイル

50代以降

肥満になり、交感神経が働きすぎて免疫力が下がる

50代以降も同様の生活を続けていると、完全な肥満へと移行し、全身の血管や心臓に大きな負担がかかってくる。肥満になると、交感神経の過度の緊張が続き、免疫力も下がる。

Change!

- 食事は控えめに
- 運動量を増やす
- ストレスは避ける

適正体重に戻り、免疫力が上がる

免疫力の低下を防ぐために、50代からの食事は、玄米と野菜中心に切り替えるのが理想的。適度に体を動かす習慣をつけ、働いている人は残業を最小限にするなどしてストレスを避けよう。

マメ知識

粗食でも厳しい修行に耐えられる

天台宗には「千日回峰行《かいほうぎょう》」という、7年間かけて行われる、過酷きわまる修行があります。比叡山などの険しい山々を、合計1000日、1日に30kmも歩き続けるものです。この間修行僧が食べるのは大根の葉など、ごくごく質素なものだけなのに、筋肉隆々、肌はツヤツヤの健康体です。人間の体は、たくさん食べなくても、体内で十分な栄養に変換することができます。彼らは毎日体を動かし、高い体温を保つことで、それを可能にしているのです。

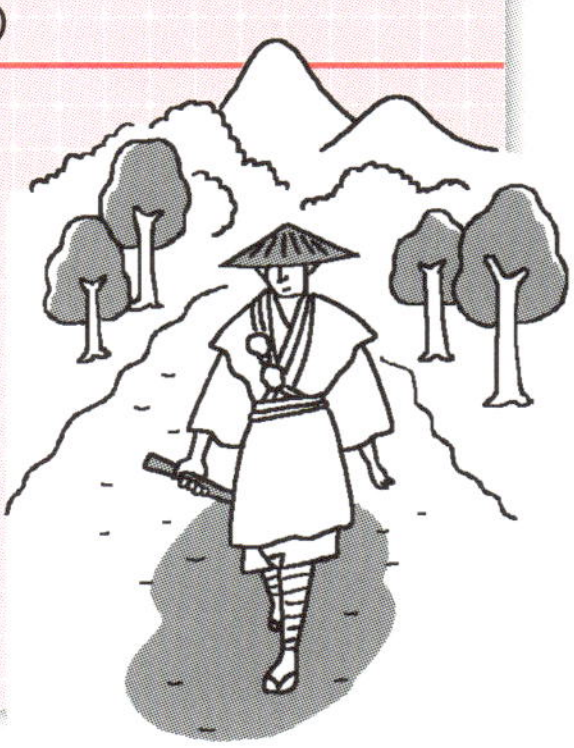

免疫力アップのおすすめメニュー

1 丸ごと野菜&果物ジュース

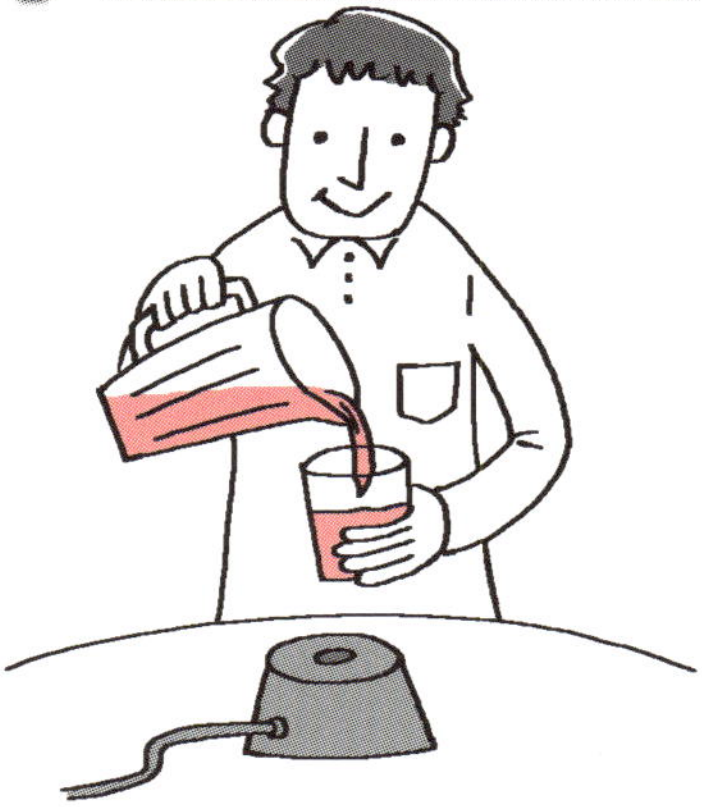

おすすめポイント

- ✓ 野菜や果物を皮ごと食べられる（P12 参照）
- ✓ 食欲がないときの食事代わりになる（P30 参照）
- ✓ 生の野菜の微量放射線でミトコンドリアが元気になる（P20 参照）

おすすめ食材

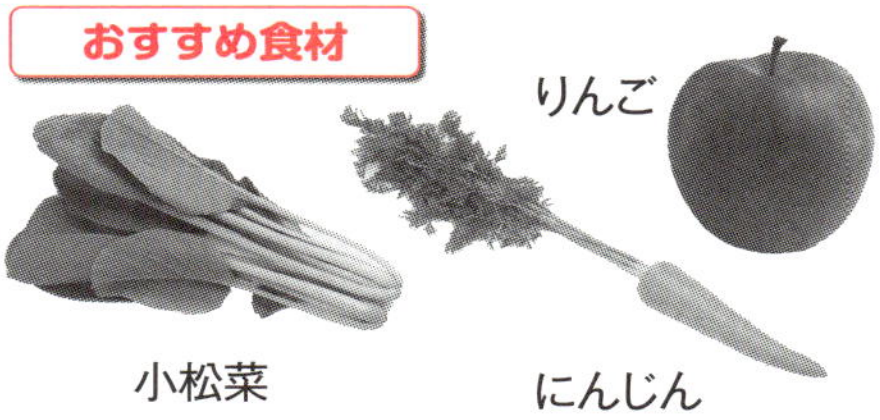

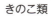

お好みの野菜や果物をミキサーにかけ、ジュースにすれば、栄養を無駄なくとれる。皮はよく洗って、丸ごと使うのがポイント。りんごなどの果物を入れると、飲みやすくなる。

2 野菜たっぷりキムチ鍋

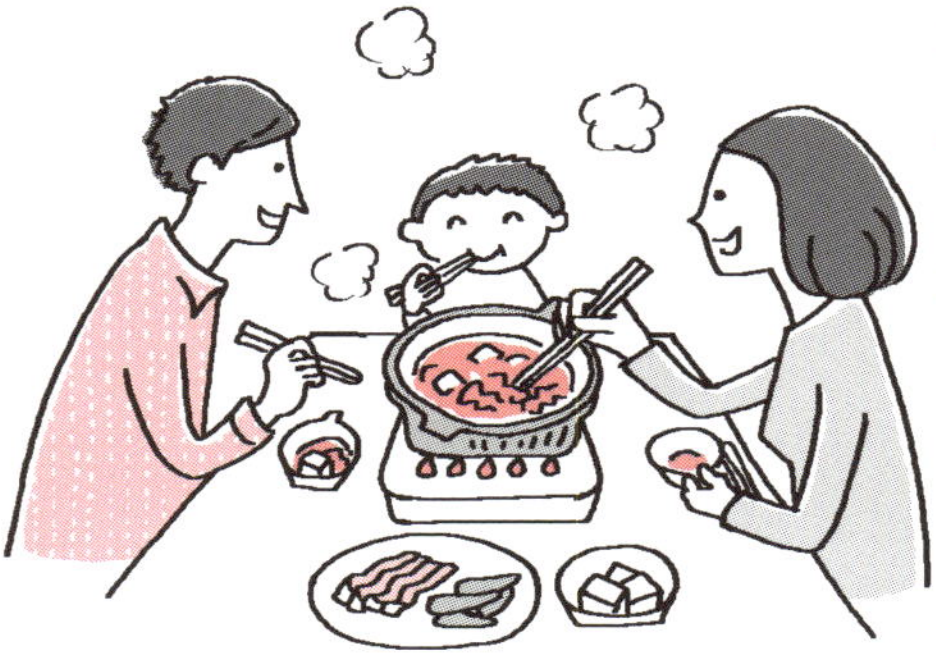

おすすめポイント

- ✓ 温かい鍋を食べて体温アップ
- ✓ 発酵食品のキムチで腸の免疫力がアップ（P16 参照）
- ✓ 野菜やきのこの食物繊維で腸内環境が整う（P18 参照）

おすすめ食材

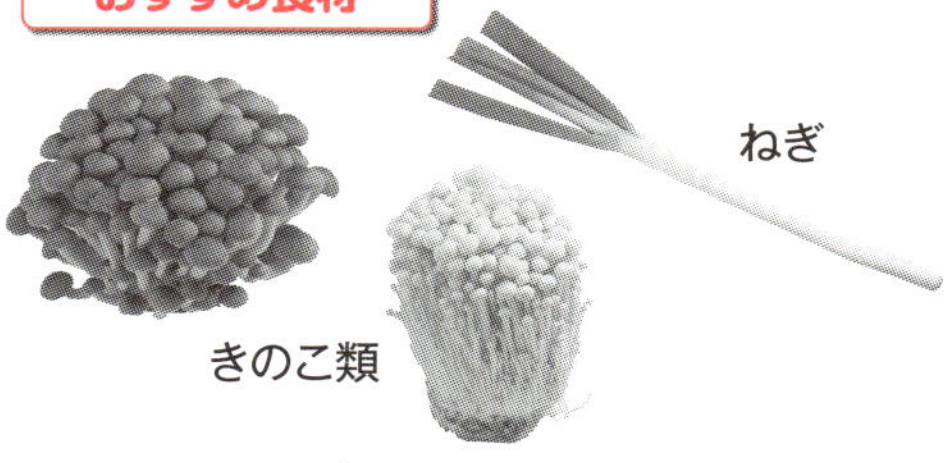

発酵食品のキムチを使うことで、腸内環境が整う。また、鍋料理は体が温まるので免疫力がアップする。具材に体を温めるねぎや食物繊維の多いきのこ類をたっぷり入れると、より効果的。

3 羊肉のカレー

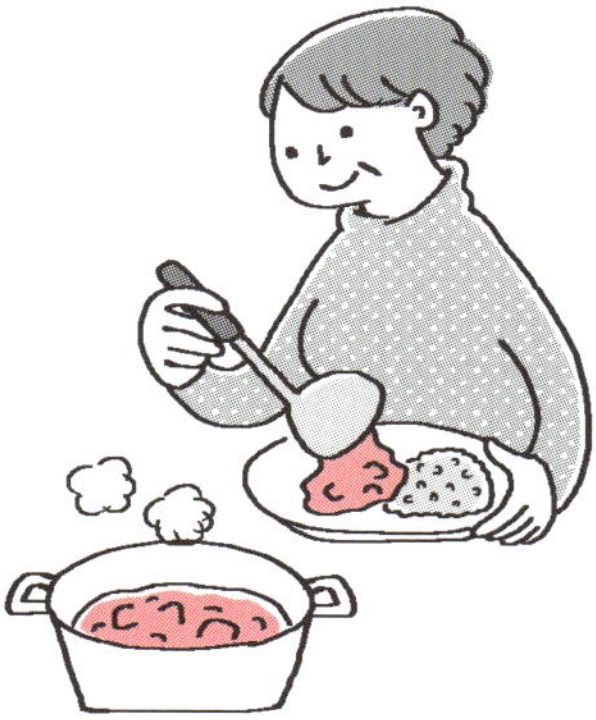

おすすめポイント

- ✓ **カレーの香辛料と羊肉で体温アップ**（P14 参照）
- ✓ **玄米と合わせれば、食物繊維で体内環境が整う**（P12、18 参照）

おすすめ食材

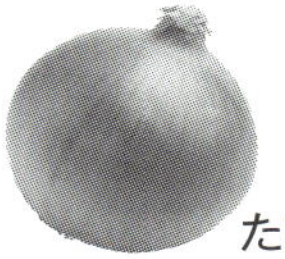

たまねぎ

ミックスビーンズ

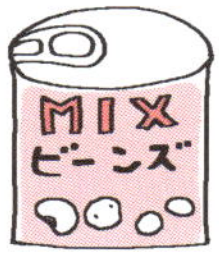

羊肉は体を温めてくれる食材。スパイスたっぷりのカレーにすれば、独特の臭みもとれ、体を温める効果もアップ。体を温めるたまねぎや丸ごと食品の豆類を加えてもおいしい。

4 きのこのマリネ

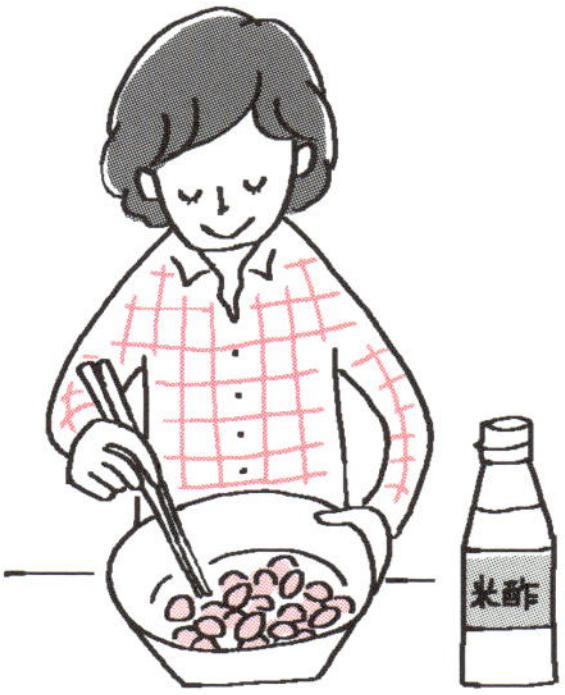

おすすめポイント

- ✓ **酢の酸味で自律神経を整える**（P10 参照）
- ✓ **きのこの食物繊維で腸内環境が整う**（P18 参照）

酢は、酸味によって胃腸の働きを活発化し、副交感神経を刺激する。発酵食品でもあるので、腸内環境も整えてくれる。食物繊維たっぷりのきのこと合わせれば、腸の免疫力がアップする。

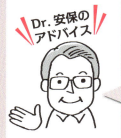

Dr.安保のアドバイス

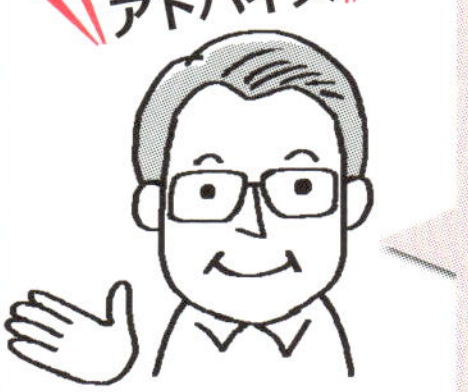

伝統的な和食は、優れた免疫力アップメニューです

日本の伝統的な和食は発酵食品や野菜がたっぷりと使われ、免疫力をアップさせるメニューばかりです。何を食べるべきか迷ったときは、昔ながらの和食を心がけるとよいでしょう。主食を玄米にすると、さらに理想的です。外食のときも、できるだけ和風の定食を選ぶのがおすすめです。

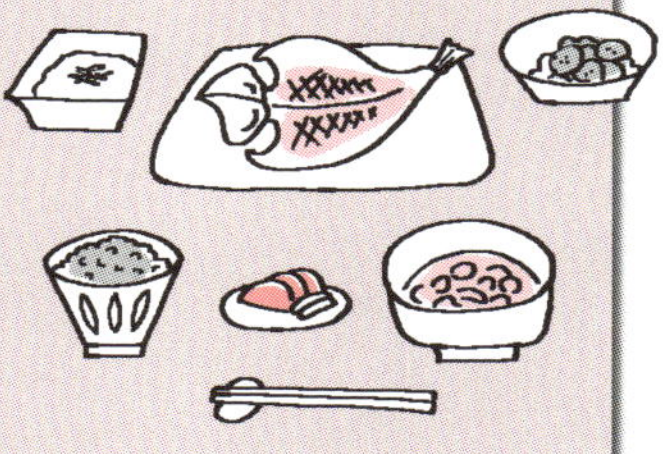

特効ルール 運動

有酸素運動で体温を上げる

運動不足の生活を送っていると、筋肉が落ちて、筋力も免疫力も低下してしまいます。日ごろよく体を動かして筋肉をつけ、体温を上げて、免疫力をベストな状態にもっていきましょう。

意識して体を動かし、筋肉を使うことで、体温が上がって免疫力が高まる

仕事の疲れや精神的ストレスがたまると、自律神経のバランスが崩れて、体温が下がります。反対に、どこに行くにも車に乗り、家では横になってテレビ……というあまりに動かない生活でも、やはり体温が下がってしまいます。

体を動かすと、ポッポッと温かくなることでもわかるように、**運動して筋肉が働くと、熱が発生し**、免疫力が高まります。発生する熱は、筋肉の量が多ければ多いほど増えます。

なかでも、背骨や手足の骨と連動して体を動かす筋肉で、**運動不足によってどんどん減ってしまう「骨格筋」を鍛える**ことが大切です。

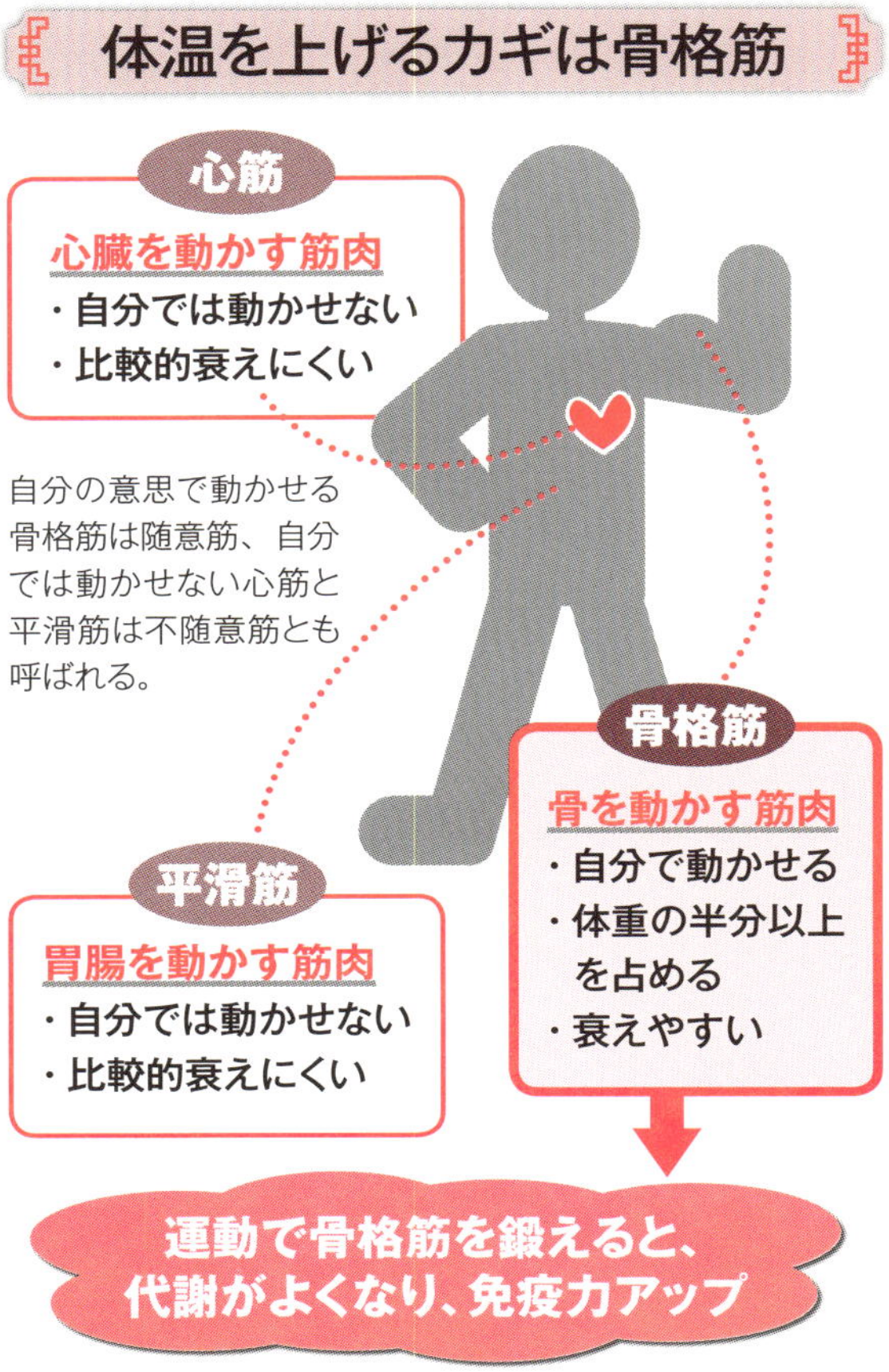

体温を上げるカギは骨格筋
心筋
心臓を動かす筋肉
・自分では動かせない
・比較的衰えにくい
自分の意思で動かせる骨格筋は随意筋、自分では動かせない心筋と平滑筋は不随意筋とも呼ばれる。
骨格筋
骨を動かす筋肉
・自分で動かせる
・体重の半分以上を占める
・衰えやすい
平滑筋
胃腸を動かす筋肉
・自分では動かせない
・比較的衰えにくい
運動で骨格筋を鍛えると、代謝がよくなり、免疫力アップ

激しすぎる運動は免疫力を下げる。持久力を高める〝歩く運動〟が効果的

免疫力を高めるウォーキングのコツ

免疫力アップのコツ

ウォーキングの前後に体をほぐす体操をする

運動不足の人や高齢者は、体が硬くなっているため、準備運動として、ラジオ体操がおすすめ（P37参照）。

免疫力アップのコツ

心地よいと感じる速さで歩く

心地よいと感じる速度は人それぞれ。無理をするとストレスの原因にもなるので、自分のペースで歩こう。

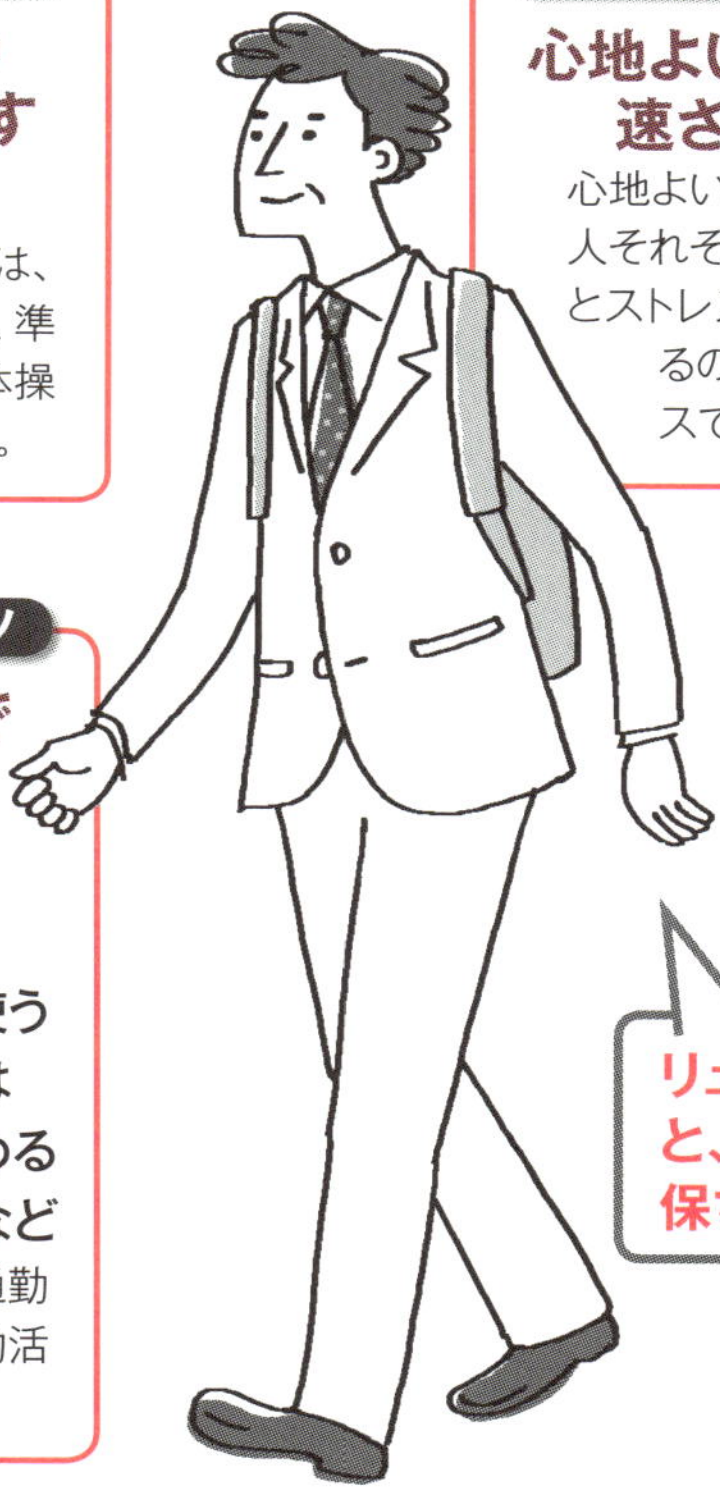

免疫力アップのコツ

日常生活の中で歩数を増やす

- 電車通勤の場合は一駅手前で降りる
- 3階までは階段を使う
- 車で出かけるときは遠くの駐車場にとめる

など

上記のような工夫で、通勤時間や普段の移動も有効活用できる。

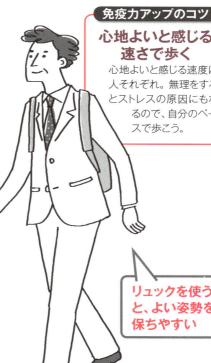

　減ってしまった骨格筋の量を増やすには、毎日の活動量を増やすことが大切です。普段のんびりしすぎている人は、運動習慣をつけて副交感神経優位の生活を脱することによって、自律神経のバランスが整い、免疫力が高まります。

　骨格筋の量を増やすには、ジョギングや水泳のような、酸素をたくさん取り入れる有酸素運動が適しています。手軽にできる体操でも、筋肉を鍛えられます。

　注意したいのは、いくら運動が体によいからと、**疲労困憊《こんぱい》するまで行わない**ことです。激しすぎると、今度は交感神経が優位になりすぎて、また体温が下がってしまいます。

　40歳代からの適度な運動は、やはりウォーキングです。早めに起床して散歩の時間を作ったり、普段の移動で歩数を増やす工夫をしましょう。

8の字体操で全身を鍛えて免疫力アップ

運動は毎日続けることが大切。特別に運動する時間を作る以外にも、時間が少しでもあったら体を動かしましょう。デスクワーク中心の人は、上半身を動かす体操も効果的です。

全身を使う8の字体操は、短時間で全身の筋肉を鍛えられる

どこでもできる８の字体操

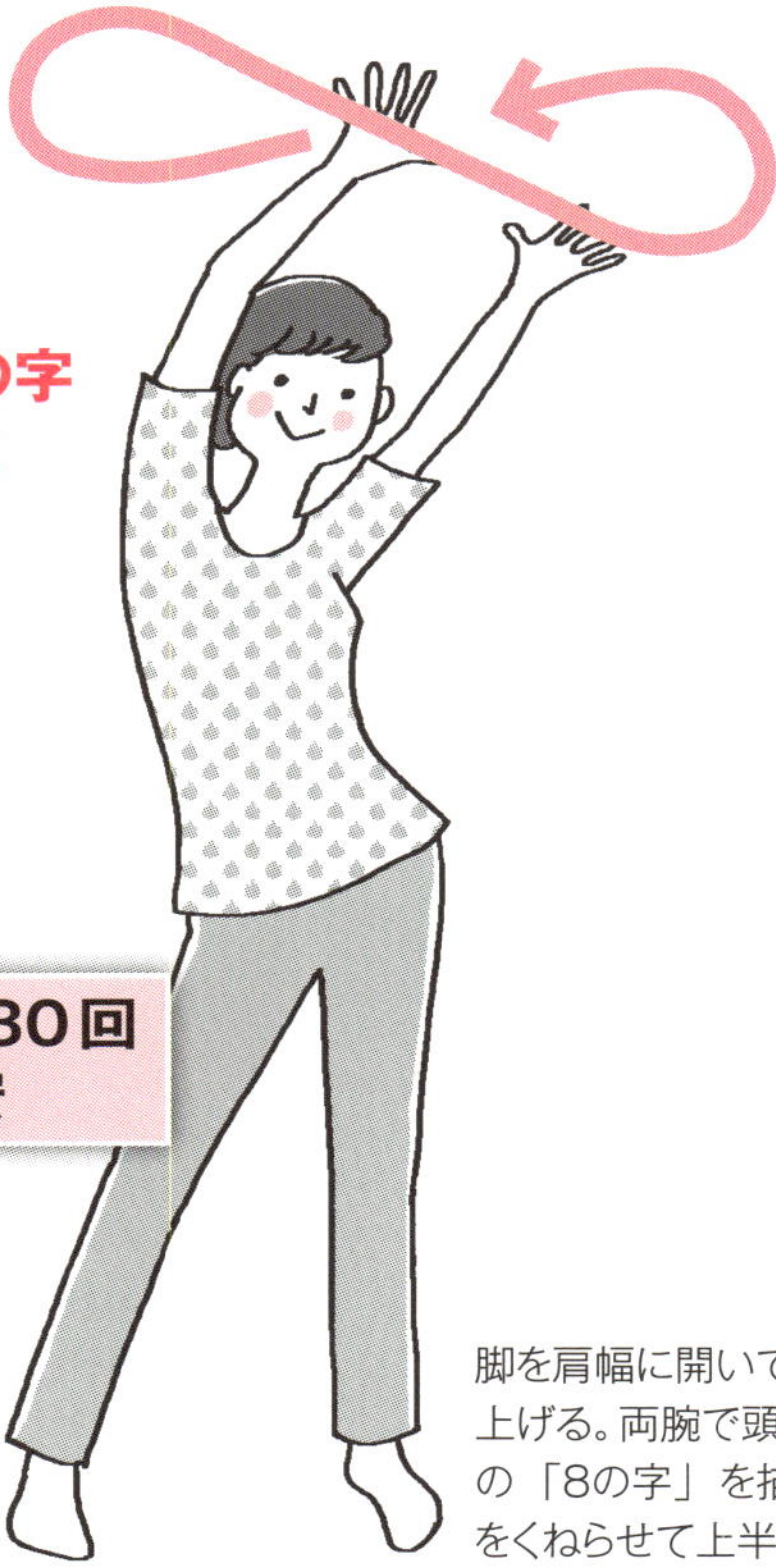

頭の上に8の字を描くように体を動かす

1日20～30回が目安

脚を肩幅に開いて立ち、両腕を上げる。両腕で頭の上に横向きの「8の字」を描くように、腰をくねらせて上半身を動かす。

ウォーキングやジョギングなどの有酸素運動は、あらゆる病気の予防に有効ですが、鍛えられるのは、主に太ももの筋肉です。日ごろデスクワークばかりの生活だと、上半身の筋肉が衰えていることがよくあります。そこで、**毎日の有酸素運動に、全身運動や上半身の筋肉を使った運動を加える**とよいでしょう。

特におすすめなのは、上記で紹介する「8の字」体操です。背骨と腰や手足の骨をつなぎ、正しい姿勢をとるために必要なインナーマッスルを鍛えたり、ほぐしたりできます。その結果、体温が上がり、免疫力も高まります。

クールダウンを兼ねて、振り子体操をする

腕を振り子のように動かす

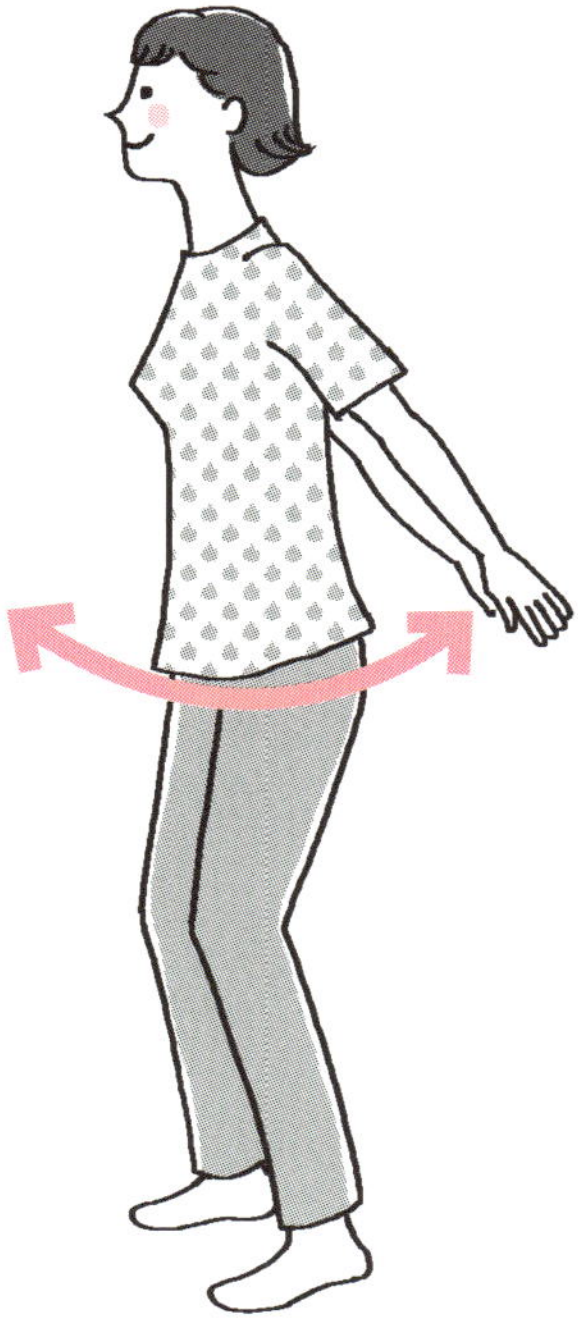

腕は力を抜いて反動で動かす

1日20～30回が目安

膝を軽く曲げて力を抜き、手の平を内側に向けた状態で両腕を前後に振る。後ろに持ち上げるときは軽く力を入れ、前に振るときは反動を使う。

知っておこう

ラジオ体操は最も手軽な全身運動のひとつ

息切れすることなく全身の筋肉を動かせるラジオ体操は、副交感神経を刺激し、免疫力をアップさせる効果があります。毎朝行うことで、全身の血流がよくなって体が温まり、心地よく汗をかくことができます。

毎日行えば、血流が悪くなることで起こる肩こりや腰痛などを防ぐことにもつながります。ひとつひとつの動きを大きく、キビキビと行うとより効果的です。

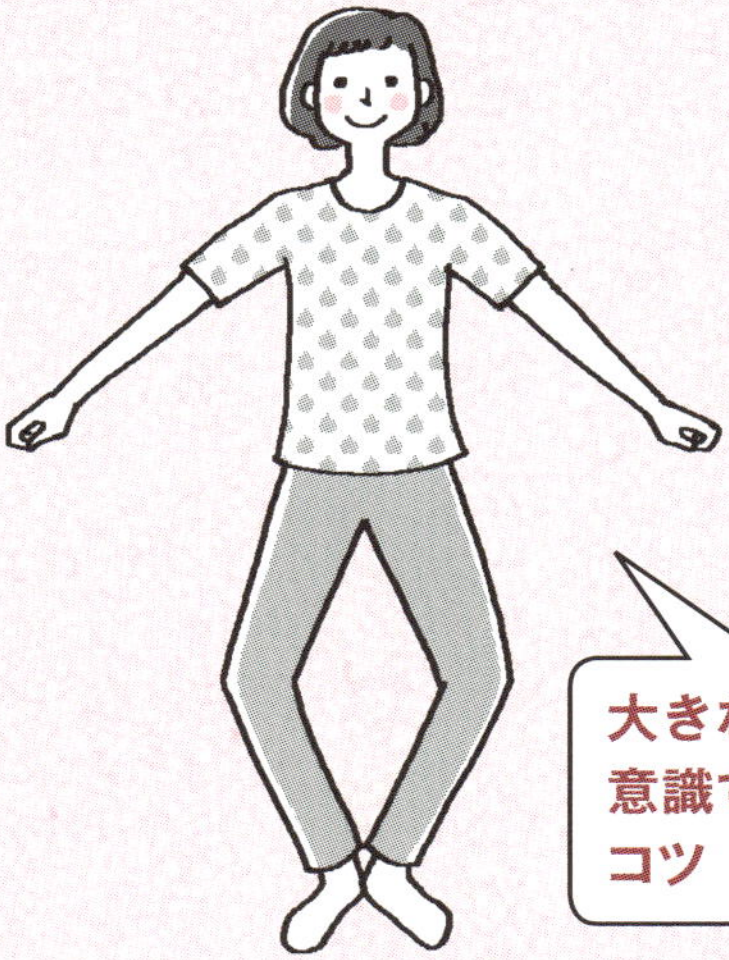

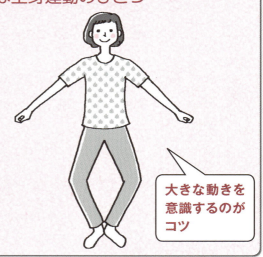

大きな動きを意識するのがコツ

特効ルール **運動**

体をゆする体操で血行改善&免疫力アップ

デスクワークなどでよくない姿勢を長く続けていると、全身の血流が悪くなります。その結果、免疫力が低下したり、肩や腰に痛みが出てきます。硬くなった全身をほぐしておきましょう。

体をゆすって筋肉や関節を刺激して、体温を上げ、免疫力を高める

体調の悪い人は、背中を丸めてうつむいていることでもわかるように、その人の姿勢は、その人の免疫力を示しているといっても、けっして過言ではありません。

反対に、美しい姿勢なら体のバランスも整い、血流がよくなって免疫力もアップします。

仕事の合間などに時間を見つけて行える簡単な体操を紹介します。**全身の筋肉や関節を伸ばすことで、血行がよくなり、体温が上がり、免疫力が高まります。**体操の最後に、意識して姿勢を正すとよいでしょう。よい姿勢を保つのに必要な首、背骨、腰の筋肉を鍛えることができます。

朝行うのが効果的

［ゆらゆら体操］

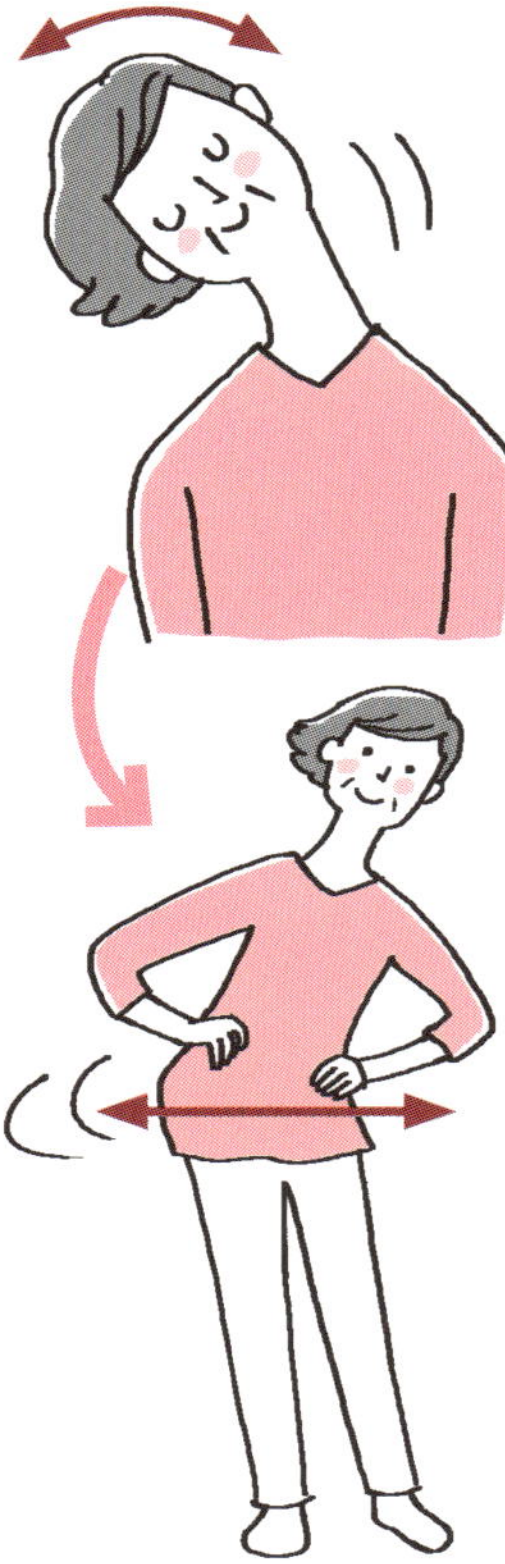

1 首を左右前後に倒す

肩から上の力を抜き、首をゆっくりと左右にゆする。同じように前後も行う。

1日20～30回が目安

2 腰を左右前後に動かす

脚を肩幅に開いて立ち、全身の力を抜く。腰をゆっくりと左右にゆらす。同じように前後も行う。

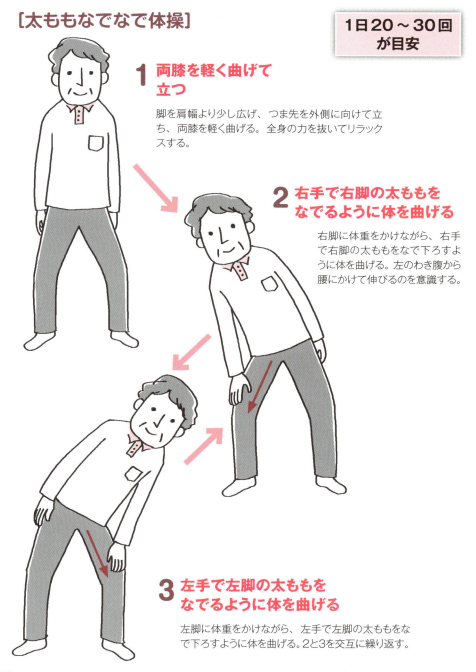

［太ももなでなで体操］

1日20～30回
が目安

1 両膝を軽く曲げて立つ

脚を肩幅より少し広げ、つま先を外側に向けて立ち、両膝を軽く曲げる。全身の力を抜いてリラックスする。

2 右手で右脚の太ももをなでるように体を曲げる

右脚に体重をかけながら、右手で右脚の太ももをなで下ろすように体を曲げる。左のわき腹から腰にかけて伸びるのを意識する。

3 左手で左脚の太ももをなでるように体を曲げる

左脚に体重をかけながら、左手で左脚の太ももをなで下ろすように体を曲げる。2と3を交互に繰り返す。

特効ルール　運動

股割り体操で下半身を鍛えて健康を維持

体の中で最も大きな筋肉が、太ももの前にある大腿四頭筋《だいたいしとうきん》です。この筋肉を鍛えておくと、筋肉量アップに効果的。下半身を鍛えて、丈夫な足腰をつくりましょう。体温が上がり、免疫力も高まります。

股割り体操で股関節を軟らかくして、全身のスムーズな動きを保つ

相撲の四股《しこ》踏みは、力士の下半身強化に効果的な運動です。日ごろ運動不足の人にはなかなかできないので、**まずは屈伸運動や股割り体操を1日数回行って、足腰を鍛える**ことから始めるとよいでしょう。

毎日行いたい基本の体操

［屈伸運動］

上半身を動かさないように膝を曲げ伸ばしする

1回20秒が目安

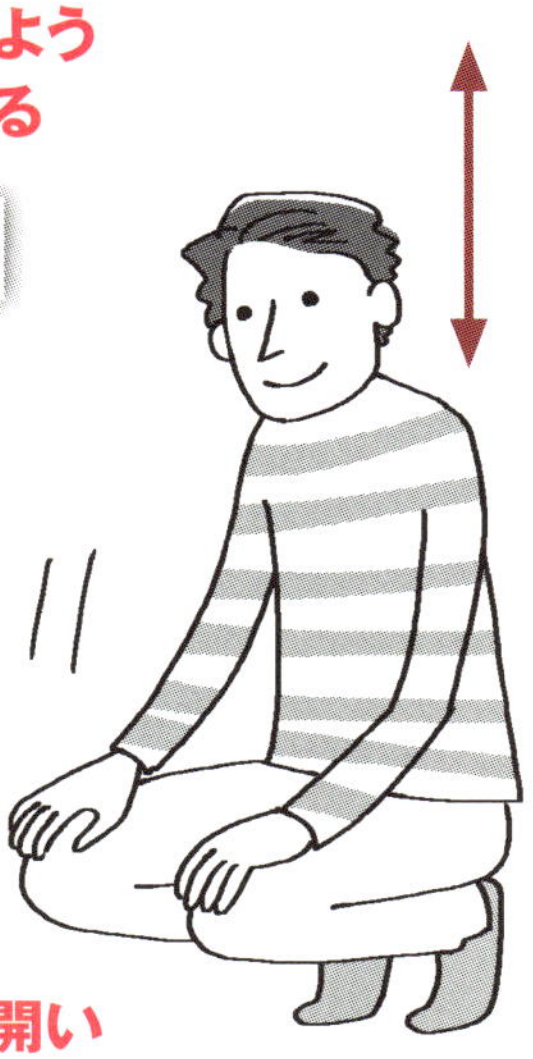

上半身が前に倒れないように意識しながら、ゆっくりと屈伸する。股関節の動きがよくなり、健康を保てる。

［股割り体操］

脚を肩幅より広めに開いて屈伸する

1回20秒が目安

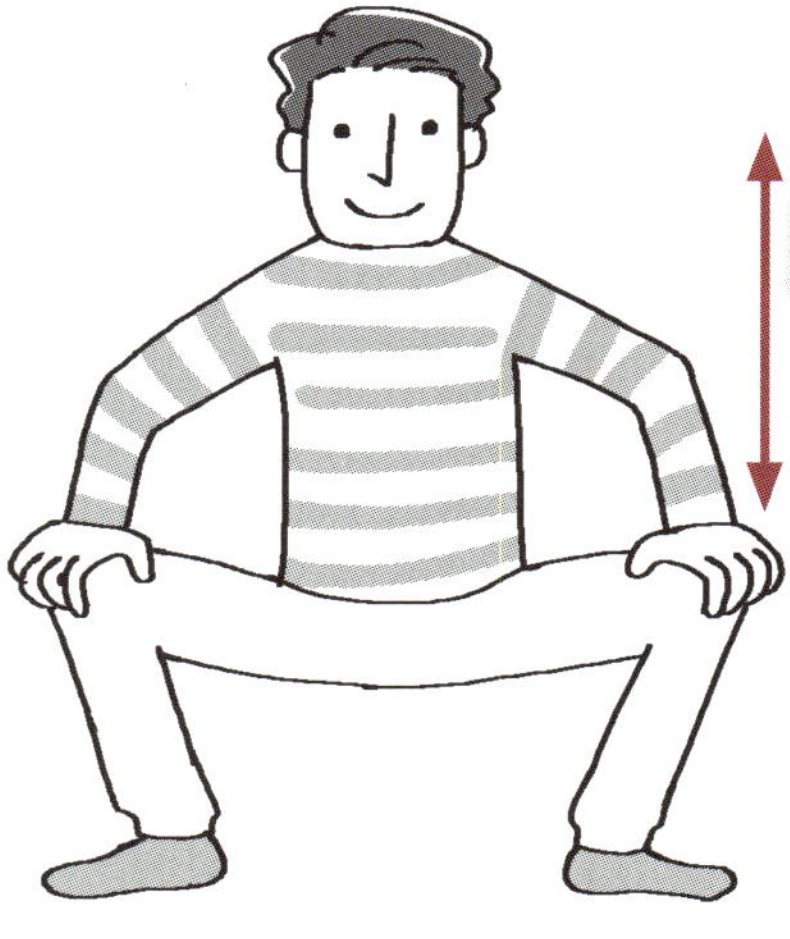

脚を肩幅より広めに開いて、つま先を外側に向けて立つ。太ももが地面と平行になるくらいまで、ゆっくりと体を落とす。通常の屈伸運動より、筋肉が鍛えられる。

基本の股割りを1か月以上行ったら、チャレンジ！

［四股踏み体操］

1回20秒が目安

1 脚を肩幅に開いて立つ

脚を肩幅に開き、つま先は外側に向けて立つ。

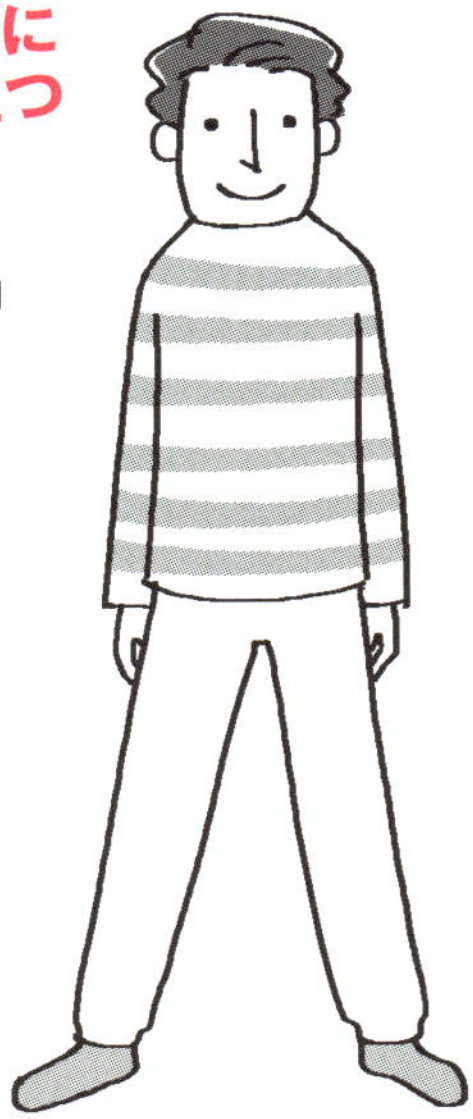

2 左脚に体重を乗せる

左脚に体重をかけながら、右脚をゆっくりと左脚に近づける。

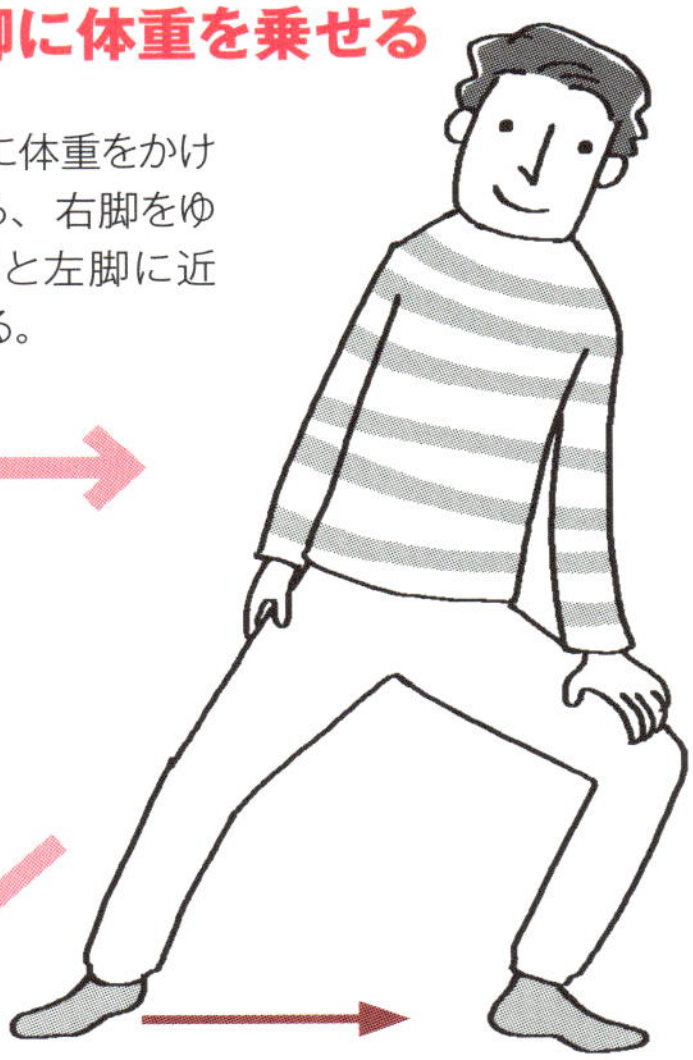

3 右脚を外側に開きながら上げる

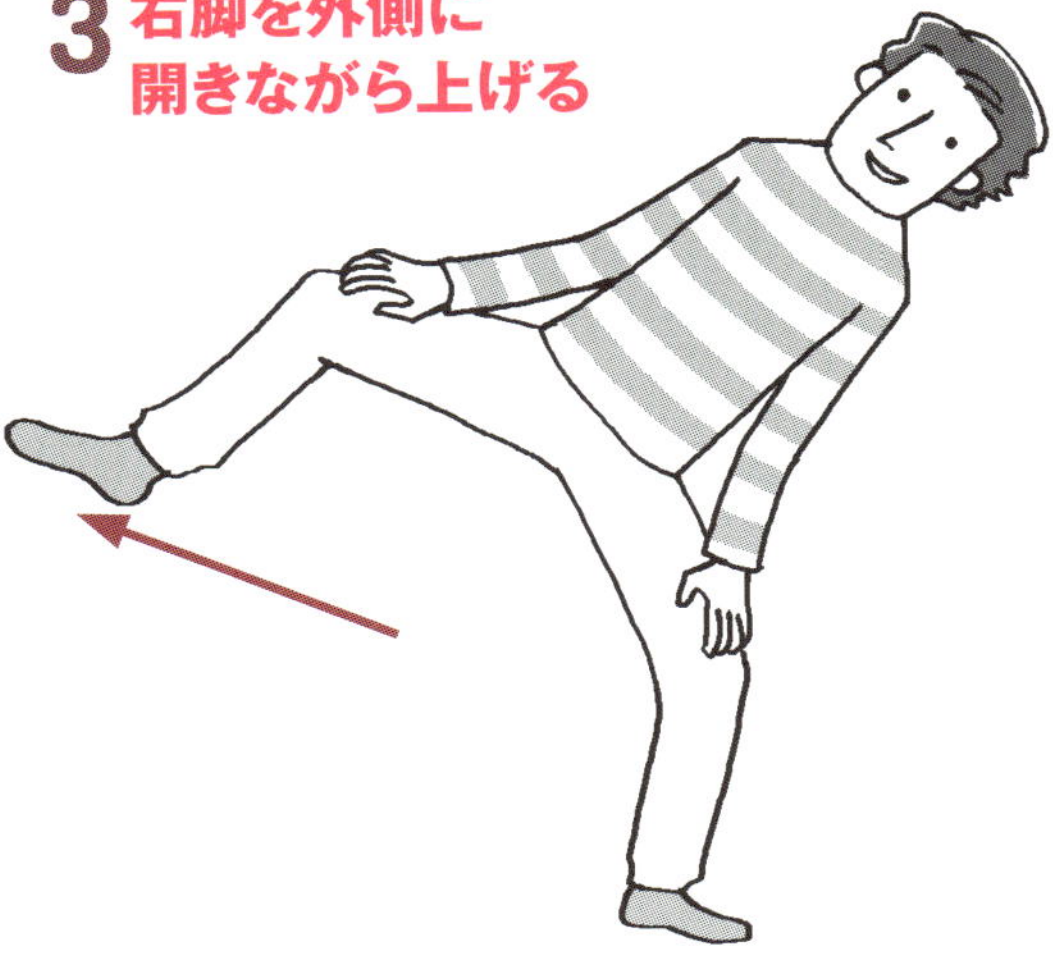

左脚に体重をかけたまま、右脚をゆっくり持ち上げる。背中が丸まらないように意識する。

4 右脚を下ろして軽く膝を曲げる

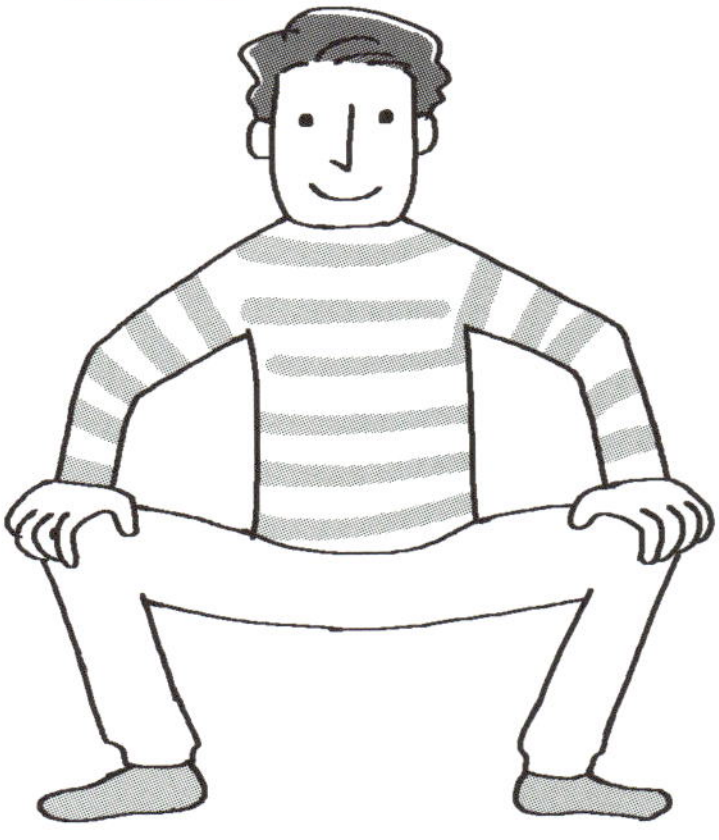

右脚をゆっくり下ろして、軽く膝を曲げ、股割りの姿勢をとる。1～4を反対側も同様に行う。

特効ルール 運動

ぞうきんがけで体を温め、免疫力を上げる

「運動する時間がない」「雨が降ったらウォーキングできない」。そういう場合も、身近に全身を鍛える方法は、たくさんあります。特別な運動でなくても、活発に体を動かせばよいのです。

週末は昔ながらの方法で家事をして、運動不足を解消する

便利な現代生活が運動不足の要因のひとつですから、生活を少し昔に戻してみれば、運動不足はすっかり解消できることになります。

かといって、すべて昔の生活に戻すわけにはいきません。**家で過ごす週末や、外で運動できない雨の日は、家電をあまり使わず、昔ながらの家事**をしてみたらいかがでしょう。ぞうきんがけなどをしてみると、上半身の筋肉が鍛えられて、体はポカポカになり、免疫力がアップします。

料理にしても、何品も作れば、かなりの運動になります。献立や下ごしらえの手順などを考えるので、脳の活性化にも役立ちます。

家事は“手動”にする

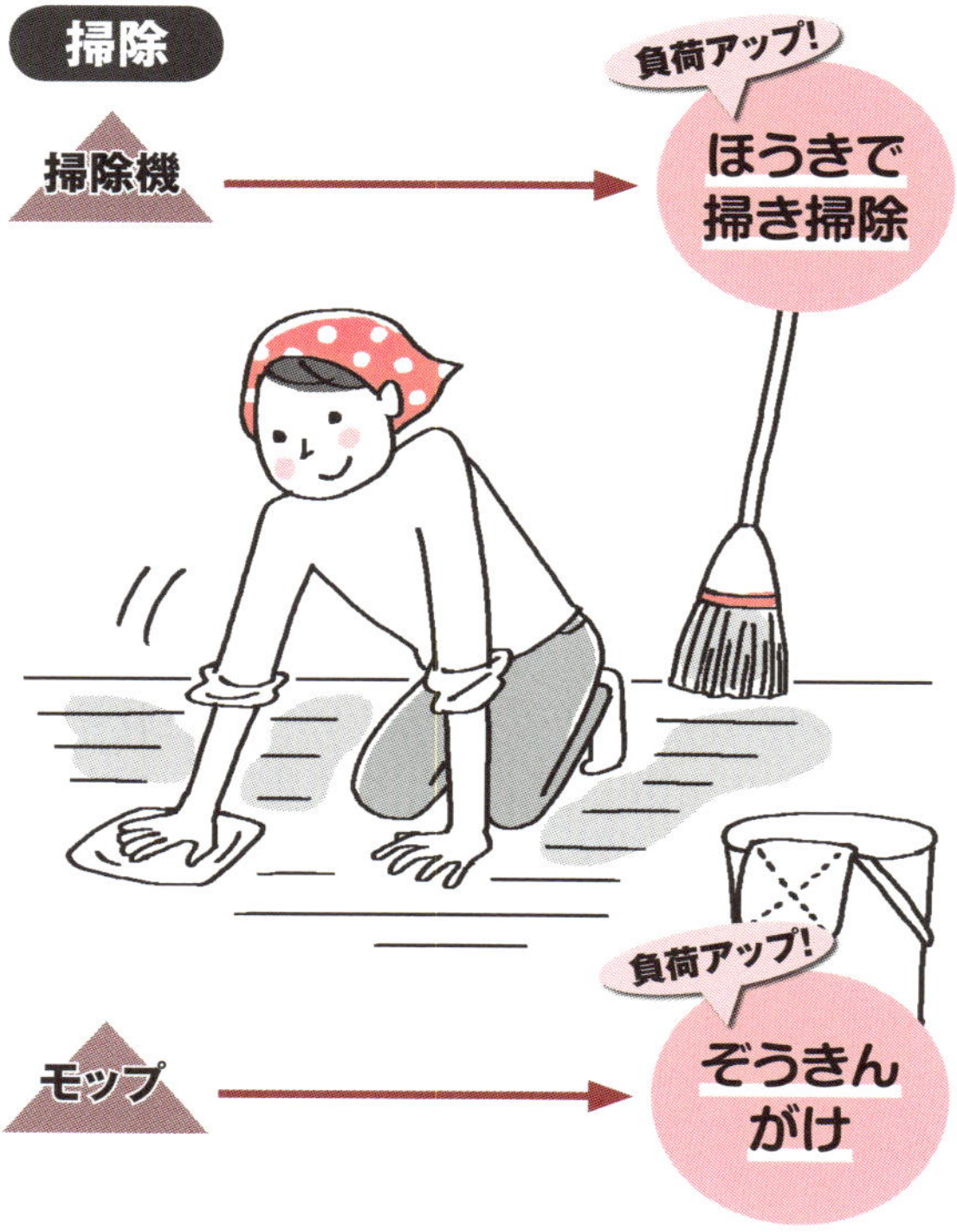

掃除
掃除機
負荷アップ!
ほうきで掃き掃除
モップ
負荷アップ!
ぞうきんがけ

時間に余裕がある日は、ほうきやぞうきんを使って床掃除をしてみよう。4～5畳分の床を掃除するだけでも効果大。

洗濯

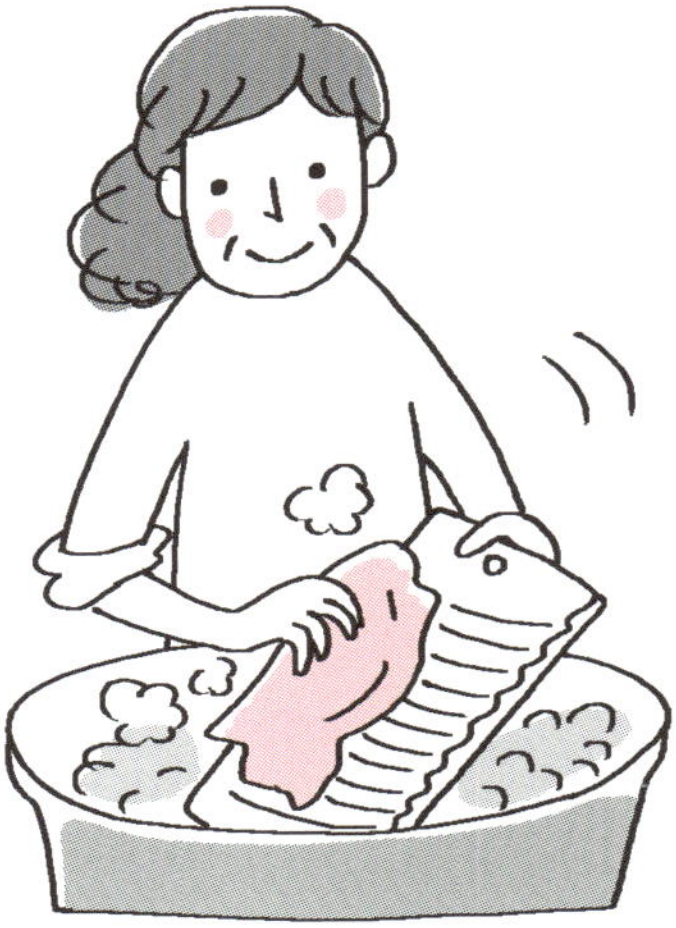

洗濯機 → 負荷アップ！ 手洗い

乾燥機 → 負荷アップ！ 手で干す

全部を手洗いするのは難しくても、下着だけ、シャツだけなど一部を手洗いにしてみよう。洗濯を干す作業もかがんだりひねったりする動作が加わり、全身運動になる。

日常生活もひと工夫で運動量がアップ！

買い物

カートを使わず、手でかごを持つ

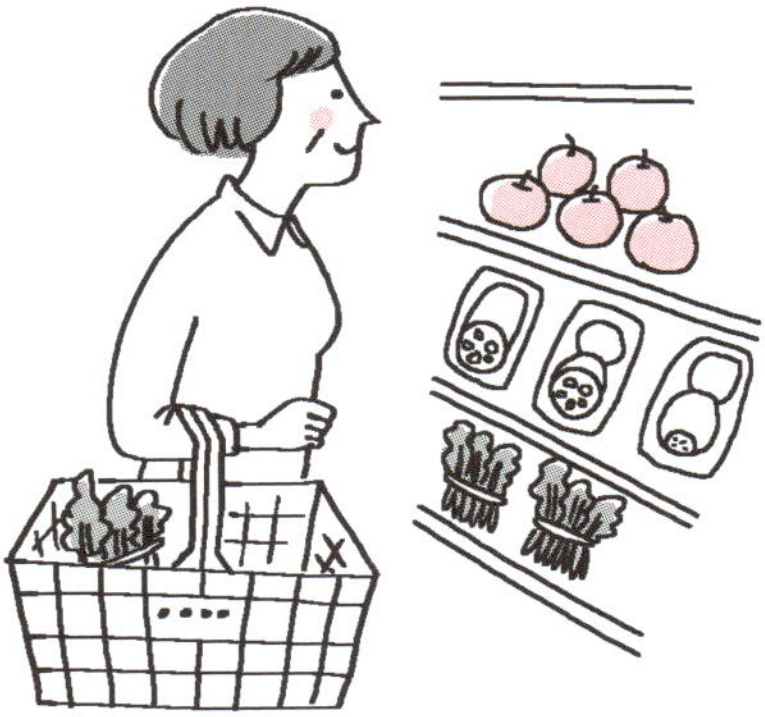

自分で買い物かごを持てば、筋肉に負荷がかかって、トレーニング効果が得られる。

出張などの移動

キャリーバッグを使わず、手提げバッグを使う

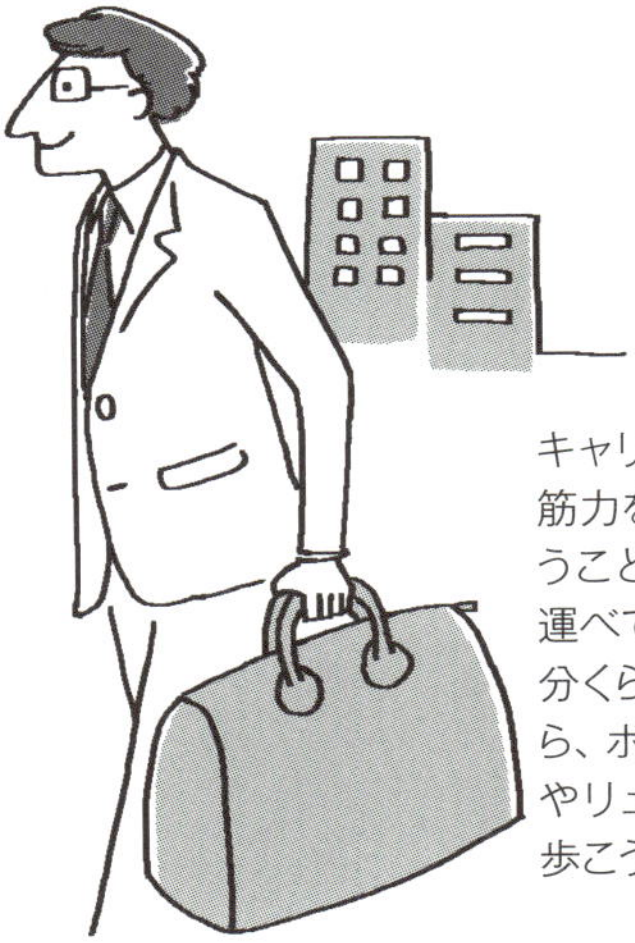

キャリーバッグは筋力をほとんど使うことなく荷物を運べてしまう。1泊分くらいの荷物なら、ボストンバッグやリュックで持ち歩こう。

リビングでの過ごし方

脚のある椅子やソファーをやめて、座椅子などにする

座椅子などを使えば、ソファーや高めの椅子よりも立ち上がるときに筋肉に負荷がかかり、トレーニングになる。

特効ルール **運動**

顔の筋肉を動かして、若さを保つ

筋肉を鍛えるというと、手足や背筋・腹筋などを思い起こしますが、忘れてはいけないものに、顔の筋肉があります。顔にあるさまざまな筋肉を意識して動かすと、血流がよくなり、脳も活性化できます。

毎朝10分ほど顔の体操を行うことで、脳への血流がアップし、認知症などを防げる

手足にある神経は、脳から延びる脊髄《せきずい》という神経の束から枝分かれしたものです。自律神経についても、同様です。ところが唯一、脳と直結しているのが、顔の神経です。

顔には、目や鼻、口などを動かすための神経と細かい筋肉、さらに視覚や嗅覚などの知覚を脳に伝える神経が、たくさんあります。

顔の筋肉を意識的に動かすと、脳が刺激されて、活性化します。筋肉と同時に自律神経も刺激されるため、自律神経の乱れが整い、免疫力アップも期待できます。顔の筋肉を動かすことは、脳のトレーニングになり、若さを保つことにもつながるのです。

脳を元気にする顔体操

［顔もみ体操］

1 目のまわりを押す

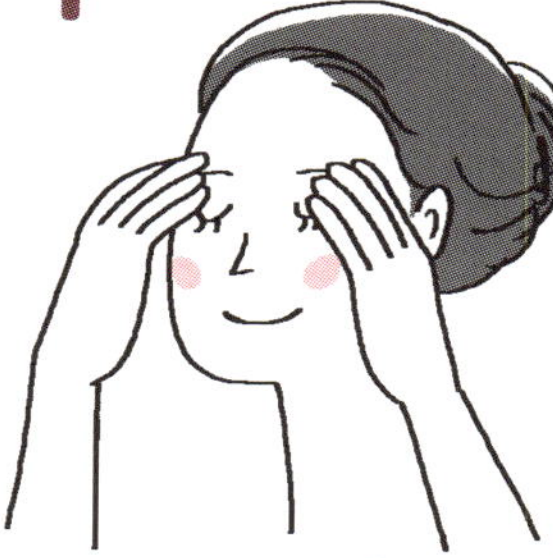

人さし指、中指、薬指の3本で、眉毛と目の下のくぼんでいる部分の2か所を痛気持ちいいくらいの強さで押す。

2 口のまわりを押す

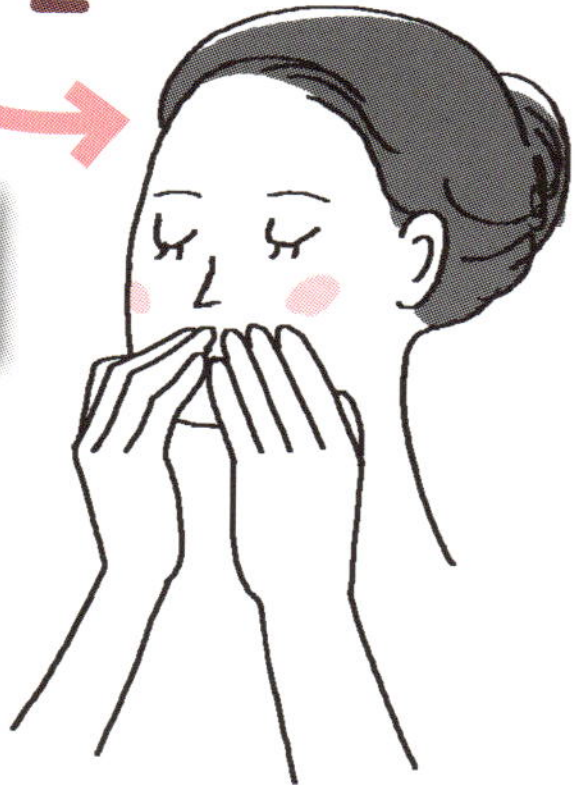

1と同じ指を使って、鼻の下と下唇の下を押す。1と2を交互に繰り返す。

1日2～3分が目安

［大口体操］

口を大きく開いて、ゆっくりと「あ・い・う・え・お」の口を作る。声は出しても出さなくてもよい。顔の筋肉が動くのを感じることがポイント。

1日2～3分が目安

1「あ」と大きく口を開く

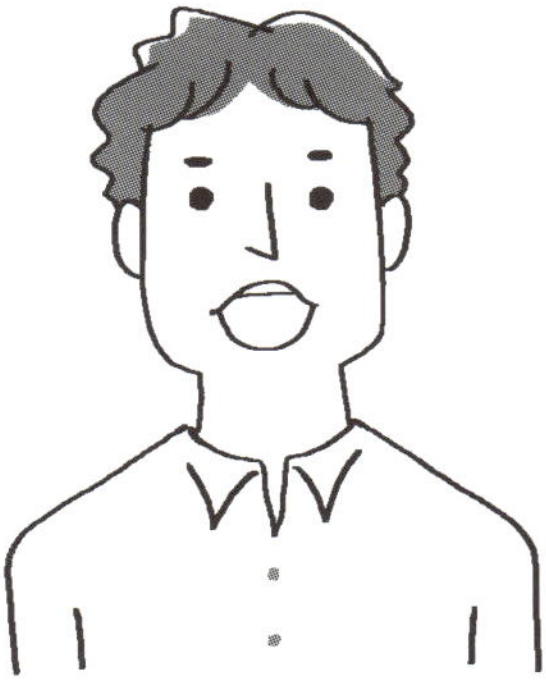

2「い」と大きく口を開く

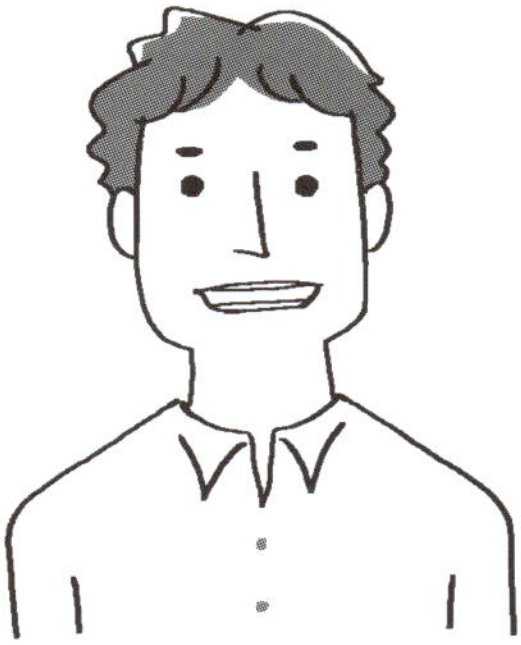

3「う」と大きく口を開く

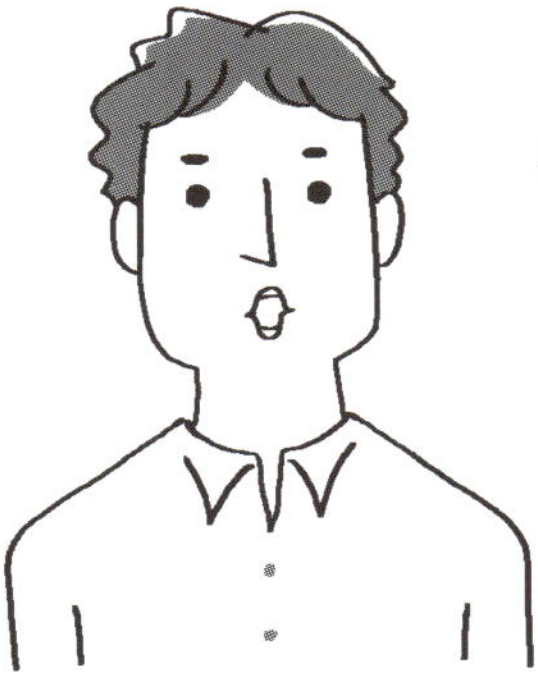

4「え」と大きく口を開く

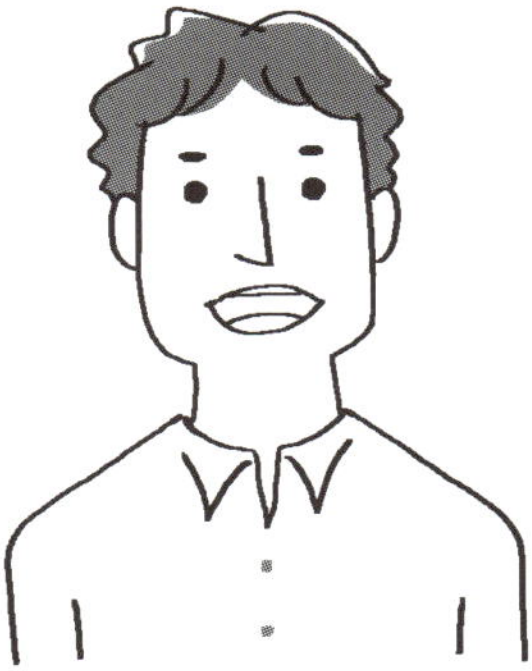

5「お」と大きく口を開く

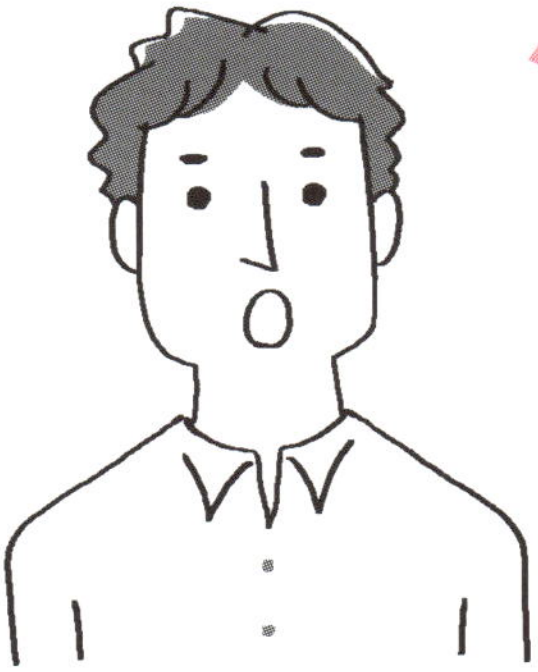

よく噛むことも脳の血流アップになる

「噛む」という動作をするときも、顔の筋肉がおおいに使われている。意識して噛む回数を増やすことで、脳への血流が増え、脳が活性化する。また、唾液の分泌が増えるため、虫歯や歯周病予防にもなる。

［顔クシャ体操］

1日2〜3分が目安

1 顔のパーツを真ん中に寄せる

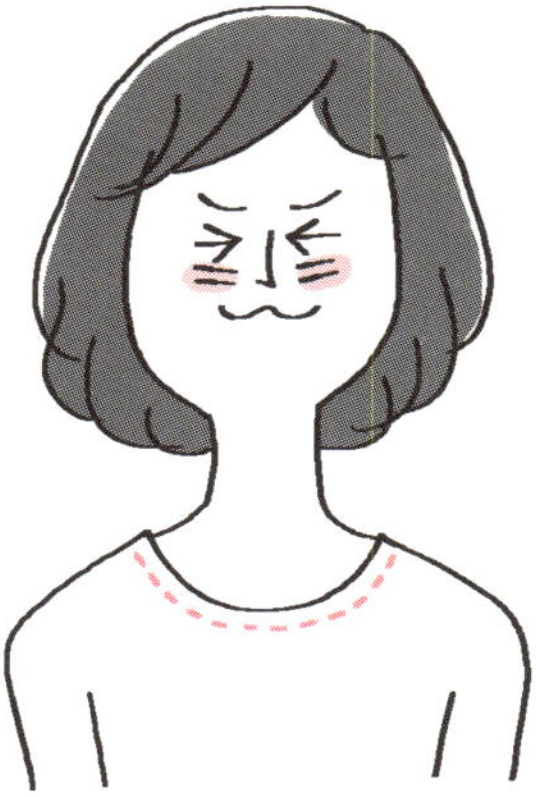

顔のパーツを真ん中に寄せるようなイメージで、顔の筋肉を思いっきり縮める。

2 顔のパーツを外側に広げる

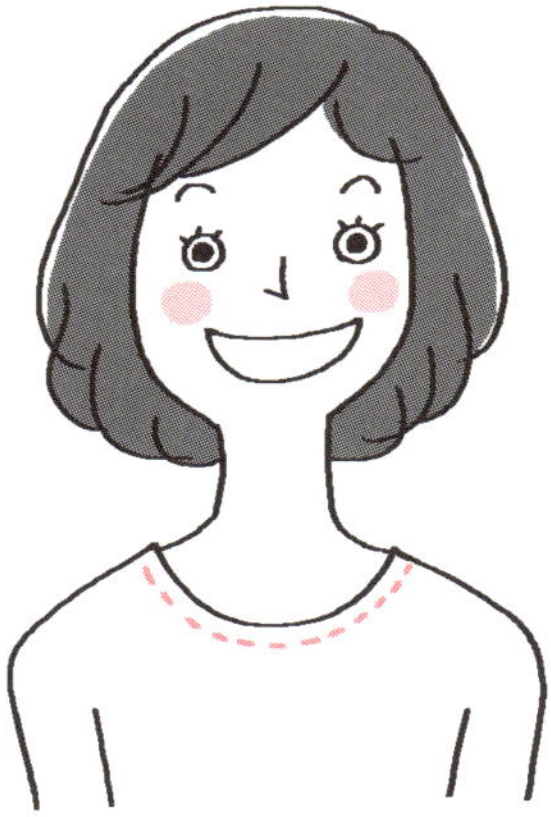

顔のパーツを外側に広げるようなイメージで、顔の筋肉を思いっきり伸ばす。1と2を交互に行う。

［ひょっとこ体操］

1日2〜3分が目安

1 顔のパーツを右に寄せる

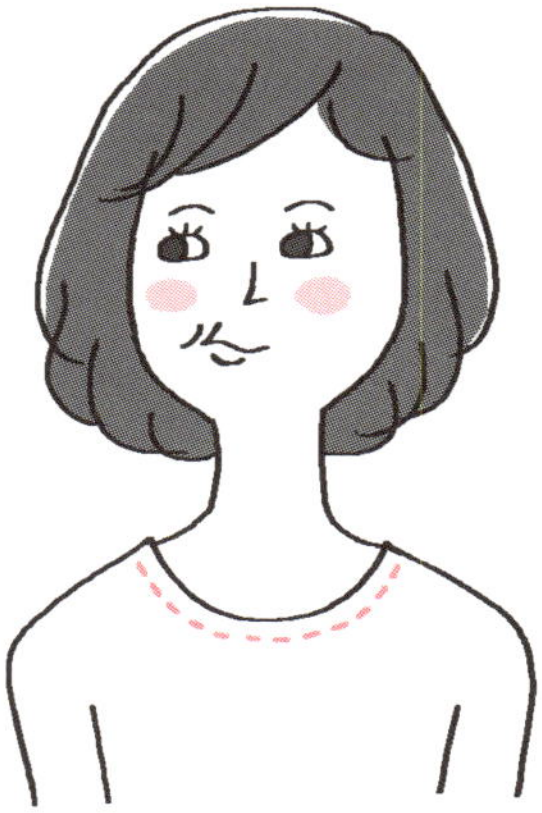

口をすぼめ、顔のパーツを右に寄せるようなイメージで、筋肉を動かす。

2 顔のパーツを左に寄せる

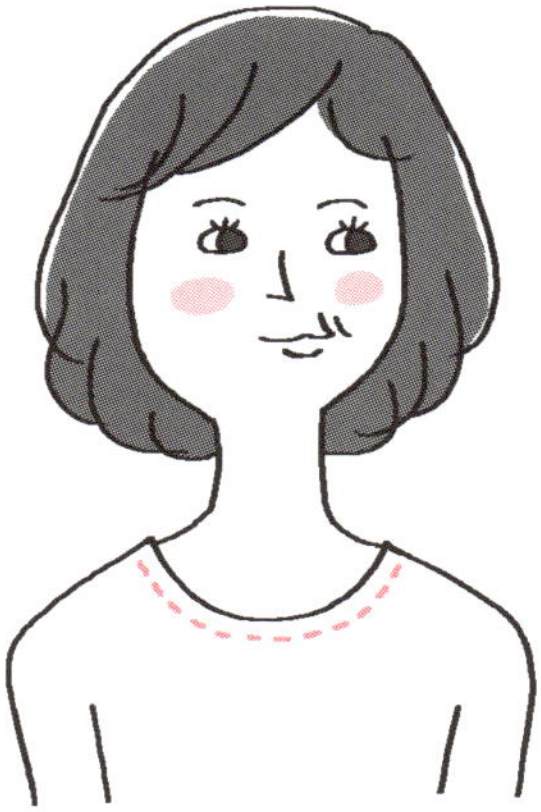

口をすぼめ、顔のパーツを左に寄せるようなイメージで、筋肉を動かす。 1と2を繰り返す。

［舌出し体操］

1日2〜3分が目安

1 舌を上下左右に動かす

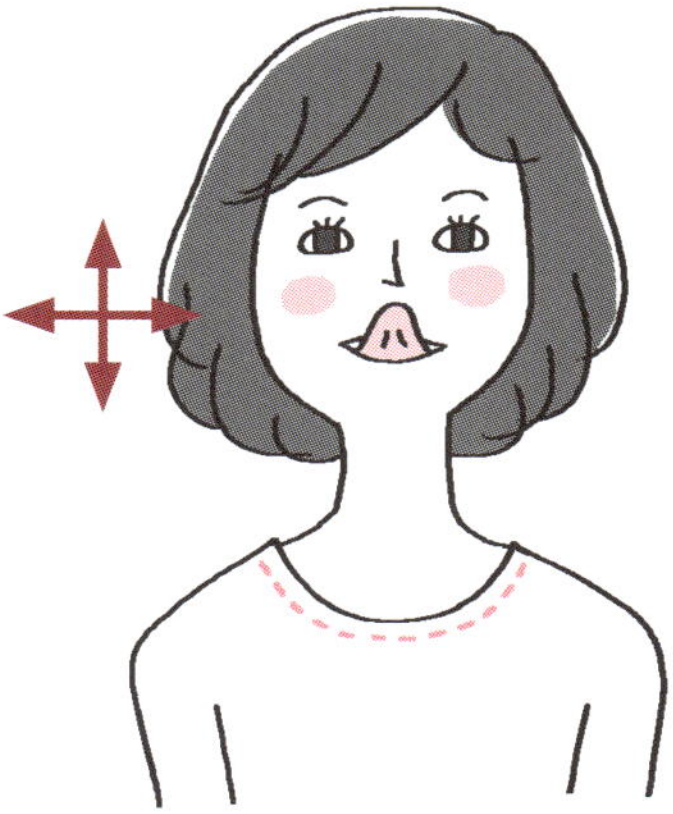

口を大きく開けて、舌を思いっきり前に出し、上下左右に動かす。

2 舌をぐるぐる回す

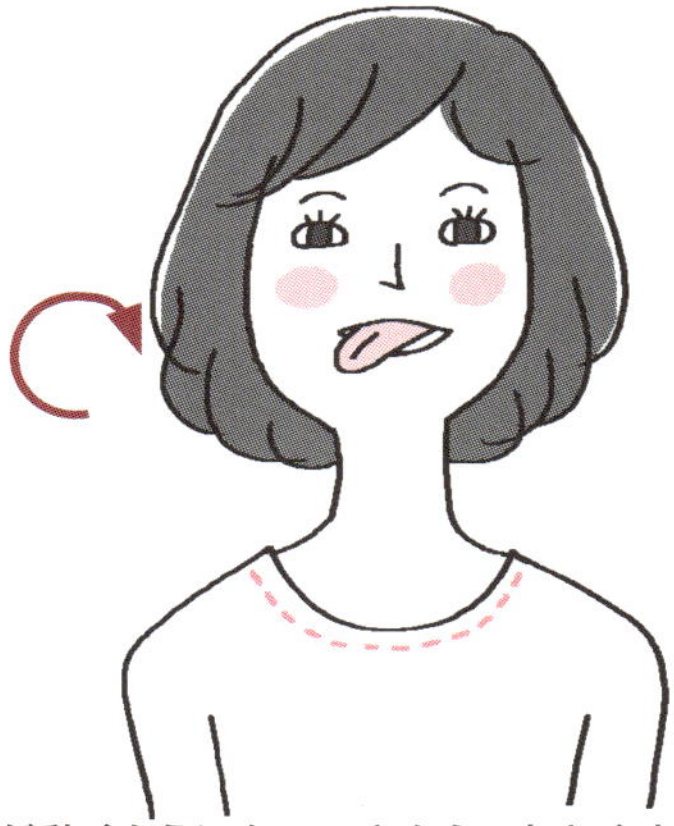

舌が動くようになってきたら、大きく時計回りに回す。 反対回りも行う。

［耳引っ張り体操］

1日2〜3分が目安

耳を外側に向けて引っ張る

引っ張る位置を上げていく

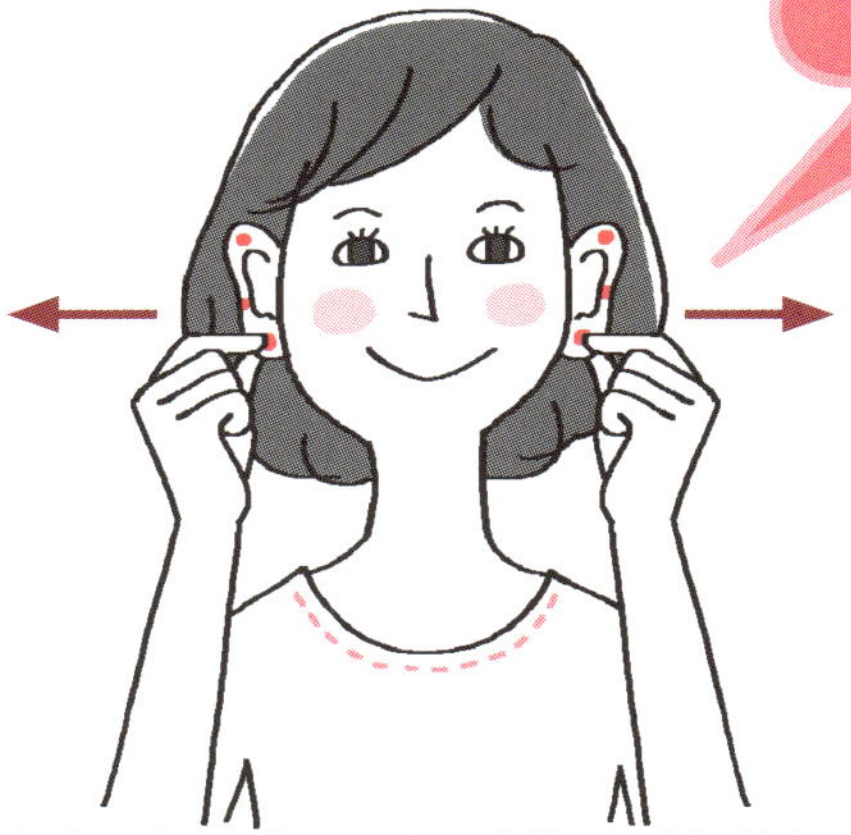

親指と人さし指で耳たぶを挟み、痛気持ちいい強さで、外側に向けて真横に引っ張る。耳のへりの真ん中と上側も同様に行う。

耳引っ張り体操で肥満も予防

耳には全身のツボが集中しているため、耳を引っ張ることで全身のツボが刺激され、血流がアップし、体がポカポカになる。代謝がよくなるだけでなく、食べすぎを防ぐツボもあるので、肥満の解消にも効果的といわれている。

特効ルール　**運動**

目の体操でこりを解消して病気を防ぐ

体を動かさなくなった現代人が、実は過酷に使っているのが、目です。目の疲労は、全身の緊張状態を招き、ひいては免疫力を低下させます。目を動かす運動で、眼精疲労をやわらげましょう。

眼精疲労は交感神経を緊張させ、全身にストレスを与える

全身が極度の緊張状態になる

パソコンを使った長時間のデスクワークなど

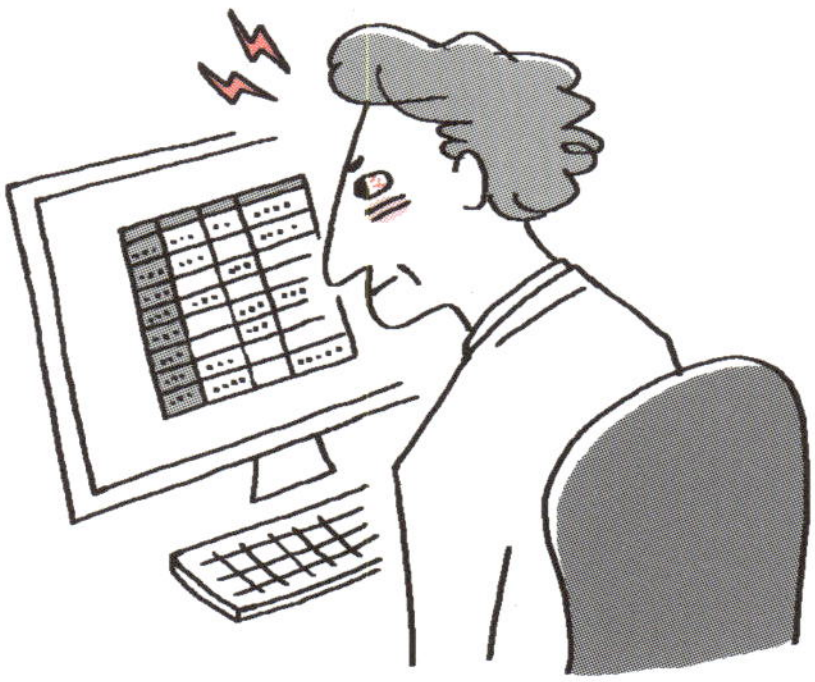

目の疲れを感じる

↓ ほうっておくと……

交感神経が緊張する

↓

全身の血流が滞り、さまざまな病気を招く

眼精疲労から全身の血流が滞ると、女性は子宮内膜症や子宮筋腫、男性は頚椎すべり症や白内障を起こしやすい。

根を詰める仕事や作業などで目が疲れると、頭痛や肩こりが現れることは、多くの人が体験しています。

じっと物を見ていると、神経がひじょうに緊張した状態になります。目の神経は脳に直結しているので、緊張状態による血流障害は、たんに目の周囲にとどまらず、全身に及んでしまいます。その結果、**眼精疲労がたまっているとき、血圧は200近くにも上がる**といわれています。

パソコン画面は、テレビより2倍も目に負担がかかります。作業の際は、**1時間に1回は休憩**を入れましょう。スマホ画面も同じことなので、連続使用を避けてください。

こり固まった目をほぐす体操

[目回し体操]

1日2〜3分が目安

1 目を上下左右に動かす

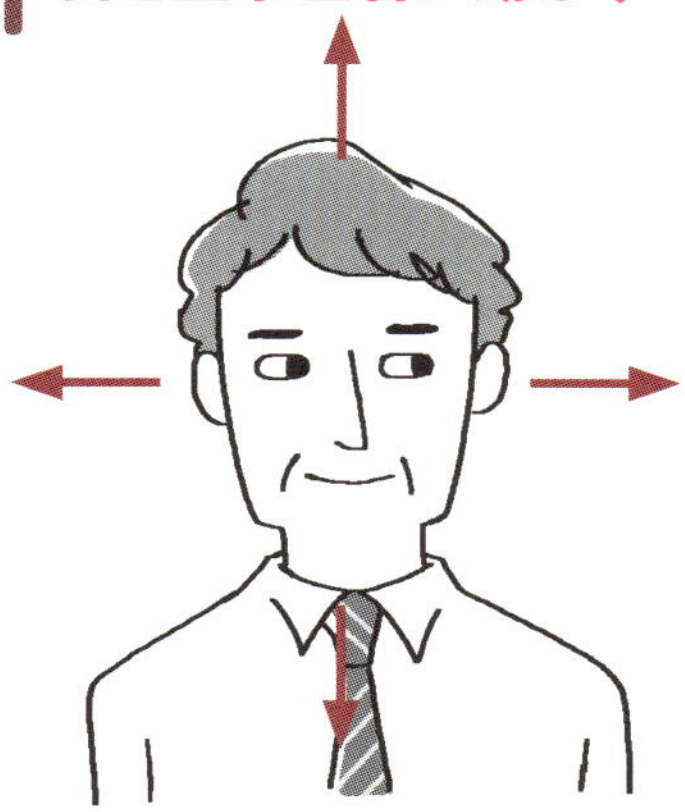

顔は動かさずに、目だけを動かして上下左右を見る。自分ができる限界まで動かす。

2 目をぐるぐる回す

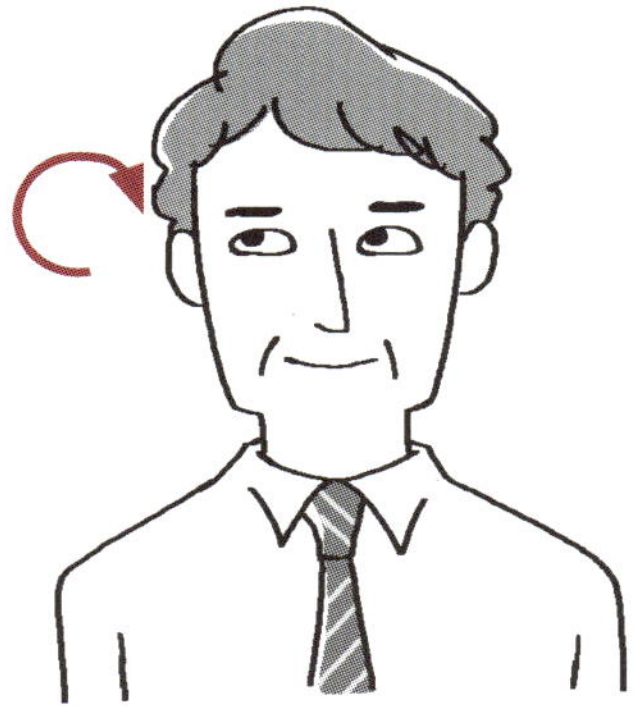

ゆっくりと大きく時計回りに目を動かす。反対回りも行う。目が回ってしまう場合は、目を閉じて行ってもよい。

[目のまわりのツボ押し]

1日2〜3分が目安

眉に沿って押す

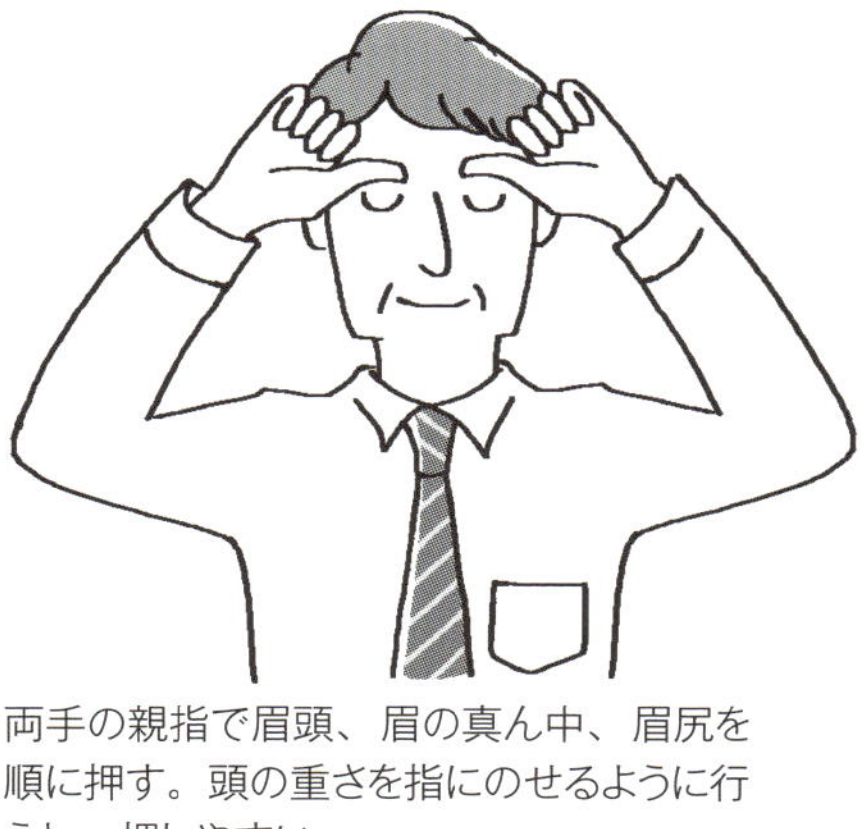

両手の親指で眉頭、眉の真ん中、眉尻を順に押す。頭の重さを指にのせるように行うと、押しやすい。

首の後ろのくぼみを押す

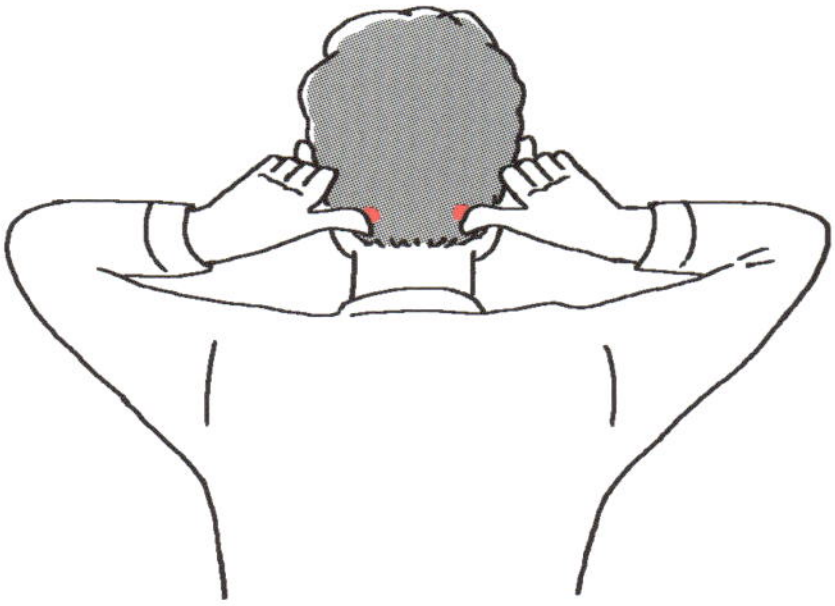

両手の親指で、首の後ろの髪の生え際あたりにあるくぼみを押す。頭を後ろに倒して親指に頭の重さをかけるようにすると、押しやすい。

特効ルール　生活

爪もみで体の毒素を排出する

自律神経のバランスを整えて体調を改善したり、免疫力を上げる方法に、「爪もみ」があります。爪の生え際を指で押すだけで、体調改善の効果を実感できます。

1日3回、爪の生え際のツボを刺激して、自律神経のバランスを整える

"痛気持ちいい"強さで押す

1 親指の爪の生え際を反対側の親指と人さし指で10秒ほど押す

↓

2 人さし指から小指も同様に行う

↓

3 左右の手を入れ替えて行う

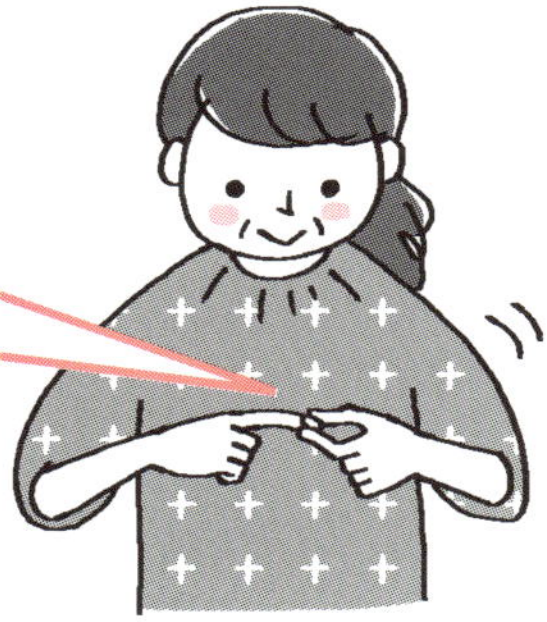

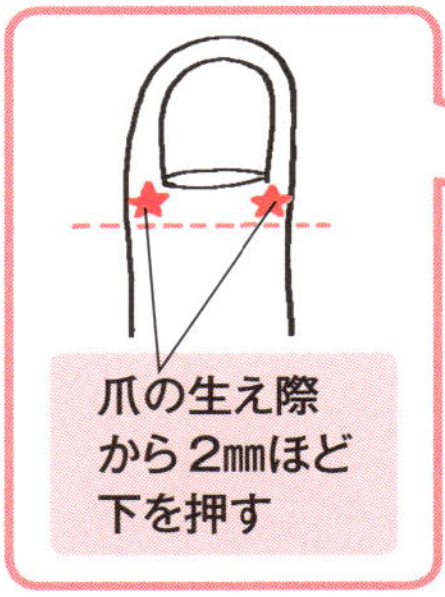

親指から小指の順に押していく。ギューッと押し続けても、ギュッギュッとこまめに押してもよい。

東洋医学では、爪の生え際に「井《せい》穴《けつ》」というツボがあるとされています。井穴は、生命エネルギーである"気"の流れが始まる場所です。

現代医学での井穴は、自律神経が密集するところに相当します。ですから井穴を刺激すると、自律神経のバランスが整い、体の不調が改善します。**爪もみを続けた結果、リンパ球が増え、免疫力が上がったという報告もあります。1日3回ほど行うと効果的**です。爪もみは上記のように簡単な方法なので、ぜひ試してください。

下半身に不快な症状がある人は、足の指で爪もみを行うと効果的です。

指ごとに関連している病気が異なる

薬指
関連のある病気
低血圧、低血糖、だるさ、軽いうつ　など

中指
関連のある病気
耳鳴り、難聴　など

人さし指
関連のある病気
胃弱、胃・十二指腸潰瘍、痔、過敏性腸症候群、クローン病、潰瘍性大腸炎　など

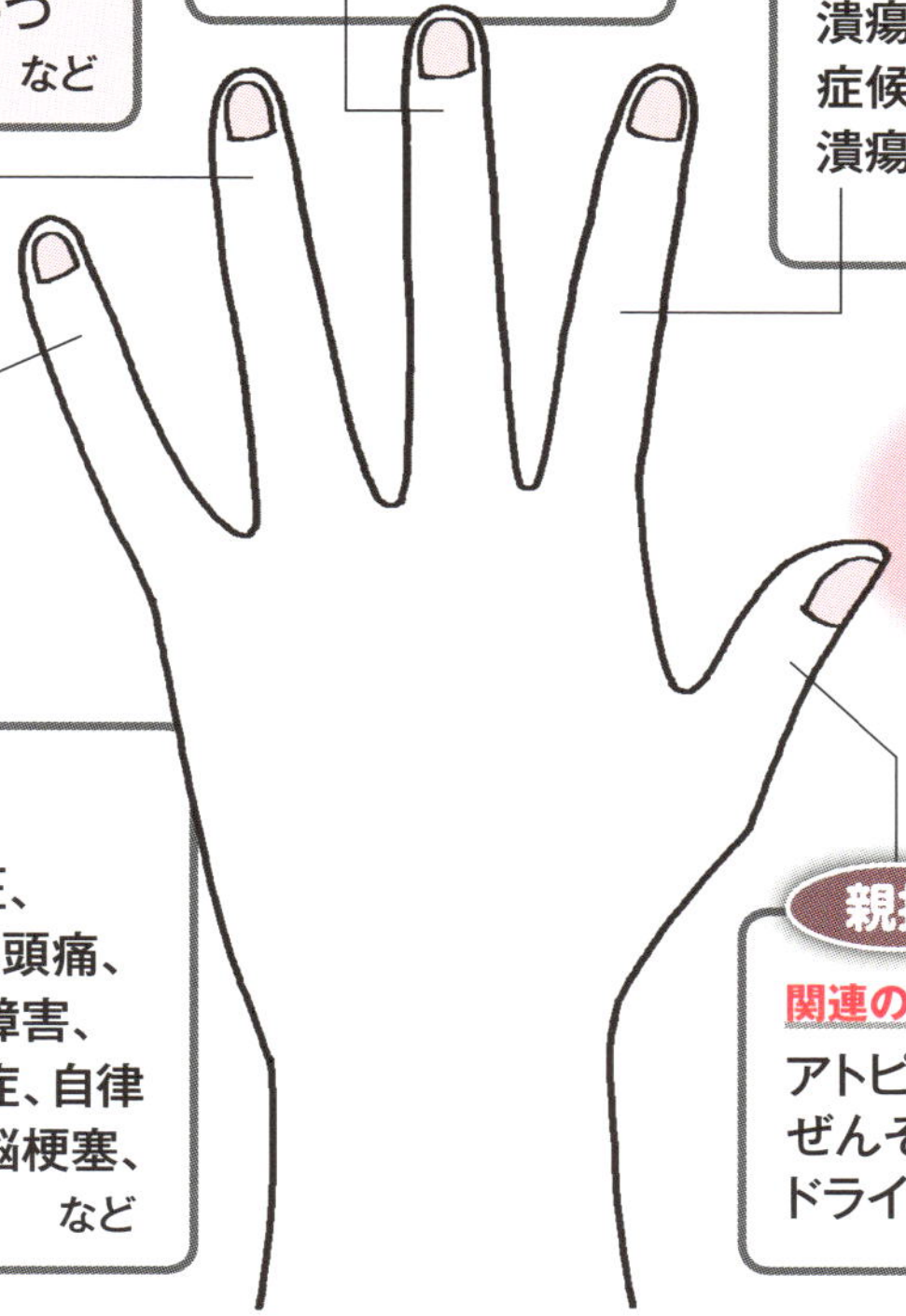

当てはまる症状がある指は 20 秒もむ

小指
関連のある病気
肩こり、高血圧、糖尿病、腰痛、頭痛、頻尿、更年期障害、月経痛、認知症、自律神経失調症、脳梗塞、目の病気　など

親指
関連のある病気
アトピー、せき、ぜんそく、リウマチ、ドライマウス　など

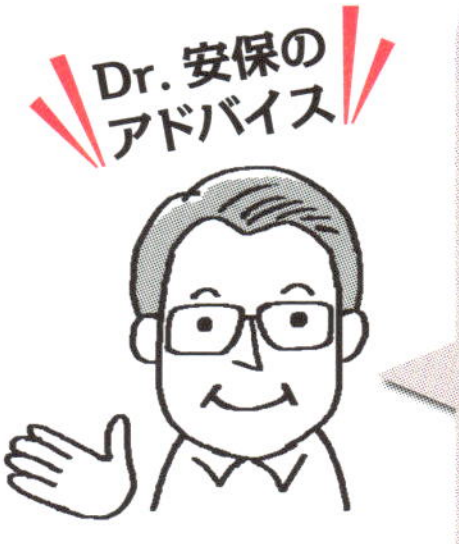

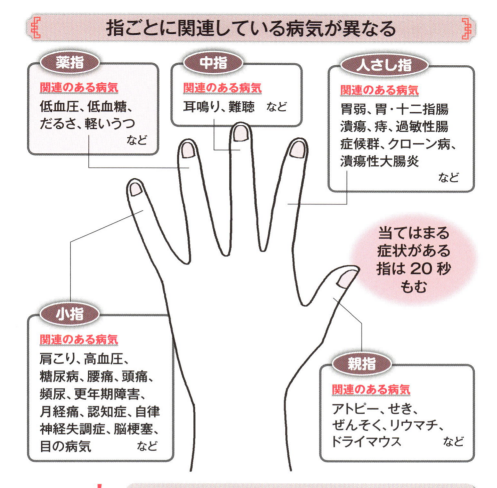

副交感神経が優位になっている人は、薬指が効果的です

のんびりしすぎる生活を送っているために、体温が低くなり、免疫力が下がっている副交感神経優位タイプの人は、薬指の爪もみをほかの指より長めに行うとよいでしょう。薬指の井穴は、交感神経の働きを活発にして、血圧や血糖を上げたり、やる気をアップさせる効果が期待できるからです。
反対に、交感神経が働きすぎているタイプの人は、押しすぎないようにしましょう。

PART 2でタイプをチェック

特効ルール　生活

マッサージでリンパのめぐりをよくする

リンパ液には、体内の老廃物を排出する役目があります。リンパ液が滞ると、体内環境が悪くなるので、皮膚をマッサージして刺激を与え、スムーズな流れを促しましょう。

リンパ液の流れをよくして、老廃物を排除し、血行改善&免疫力アップ

リンパ液は、血管からしみ出してきた体液です。老廃物を含んでおり、全身に張りめぐらされたリンパ管の中を、心臓に向かって流れています。その途中にあるのが、リンパ節です。リンパ液中の細菌や老廃物は、ここでリンパ球によって処理されます。**リンパ液が滞らないようにマッサージすると、老廃物がスムーズに排出され**、むくみがとれて、**健康的な体内環境が整い、免疫力が上がります。**

リンパ管は、体の表面のほうにあります。リンパ液の流れに沿って、やさしくさするようにマッサージしましょう。お風呂上がりに行うとより効果的です。

リンパの流れをよくするマッサージ

［顔から首］　10回程度行う

耳の後ろから肩へ向かってさすり、鎖骨に沿ってさする

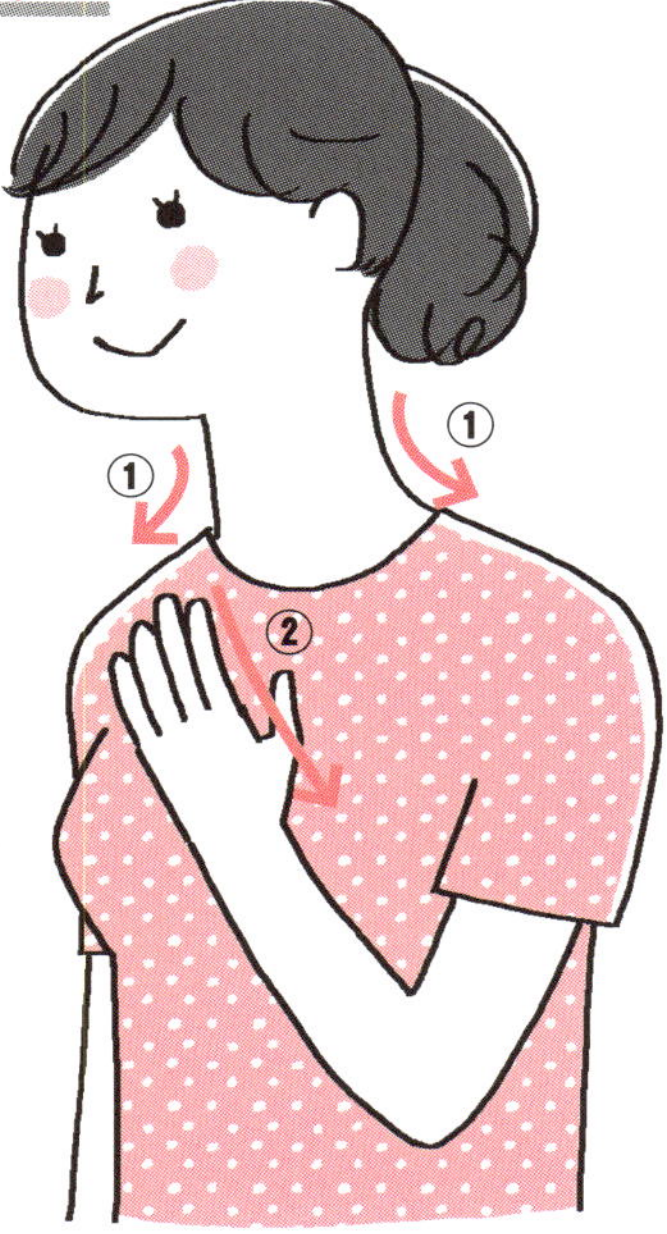

①両手の人さし指から小指を使って、耳の下から肩に向かってやさしくさする。

②次に、左手で右側の鎖骨を、上から下に向かってさする。同様に右手で左の鎖骨もさする。これを繰り返す。

［腕］

10回程度行う

1 わきの下を押す

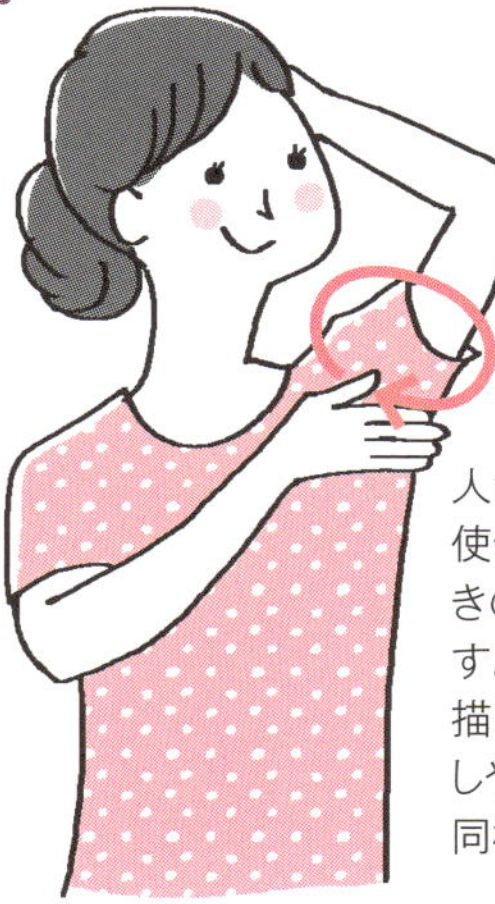

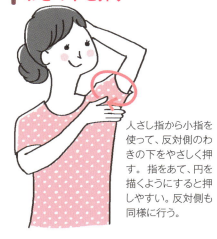

人さし指から小指を使って、反対側のわきの下をやさしく押す。指をあて、円を描くようにすると押しやすい。反対側も同様に行う。

2 手首から二の腕に向かってさする

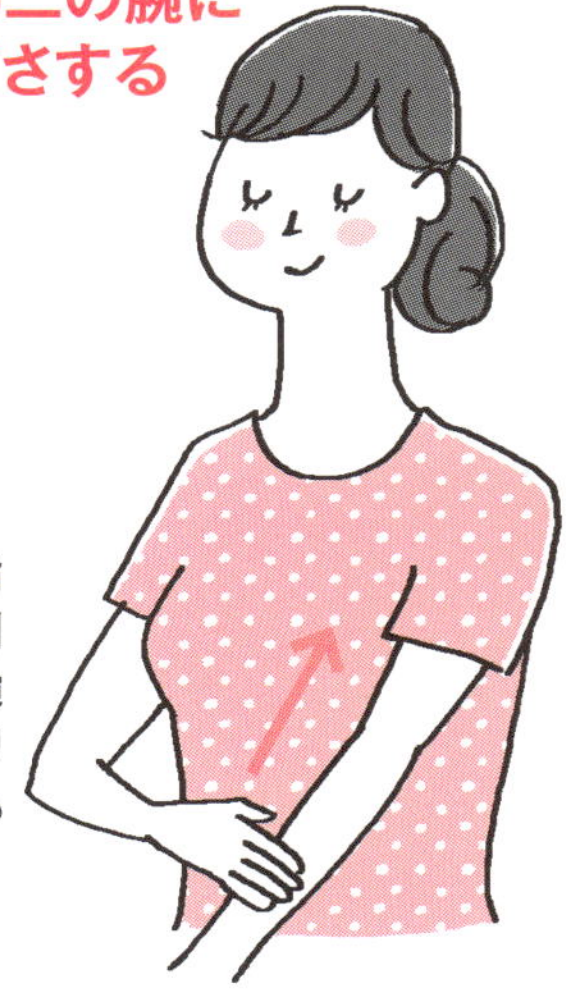

人さし指から小指を使って、反対側の手首から二の腕に向かってさすり上げる。反対側も同様に行う。

［脚］

10回程度行う

1 膝から太ももに向かってさする

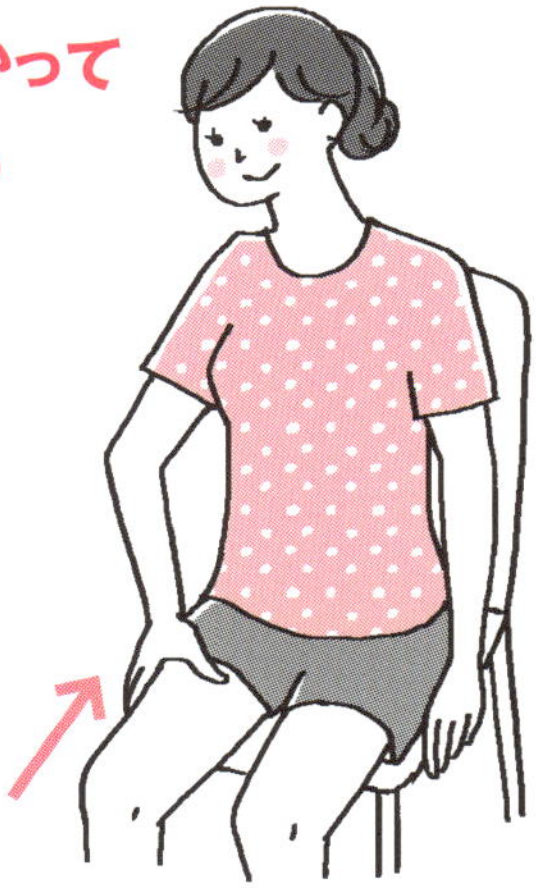

膝の上あたりに片手をあて、太ももに向かってさすり上げる。手をあてる場所をずらしながら、まんべんなくさする。反対側も同様に行う。

2 足首から膝に向かってさすり、膝裏を押す

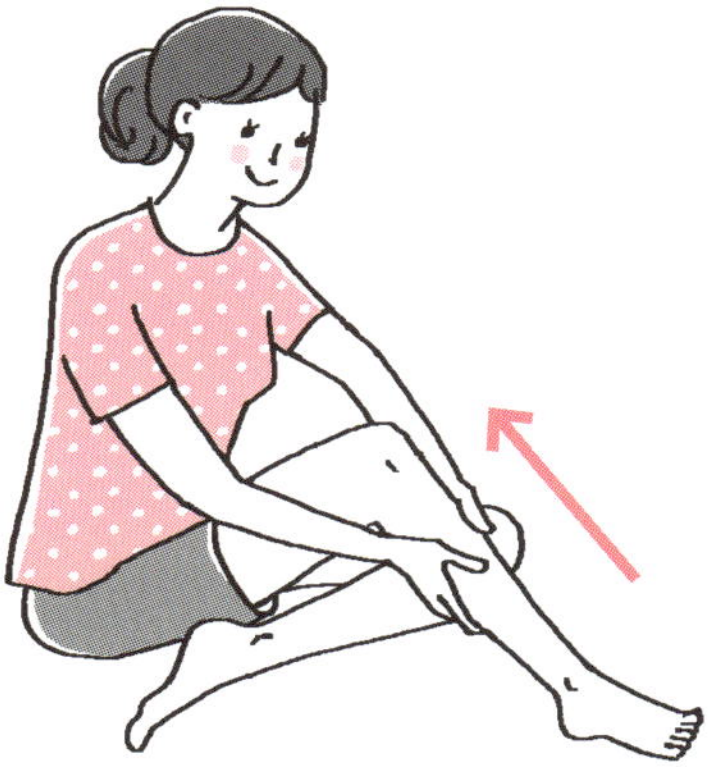

両手をふくらはぎを包み込むようにあてて、足首から膝の裏に向かってさすり上げる。次に、人さし指から小指を使って、膝の裏をやさしく押す。反対側も同様に行う。

特効ルール　生活

正しい姿勢で疲れ知らずの体になる

病気でもないのに疲れやすい人は、悪い姿勢が原因なのかもしれません。よい立ち姿、歩き姿は、見た目に美しく、しかも疲れ知らずです。すぐに自分の姿勢をチェックしましょう。

姿勢は体調のバロメーター。姿勢が悪い人は、本来の力を発揮できない

いかにも重そうな水瓶を、頭にのせて運ぶ外国の女性や子どもの絵や写真を見たことはありませんか？あの水瓶は、約30kgはあります。とはいえ彼女たちは、特別に訓練を受けたわけではありません。ふつうの女性でも、よい姿勢さえ保つことができれば30kg程度の荷物を頭にのせて歩けるのです。

よい姿勢は、上半身が骨盤にしっかりと乗り、背骨や骨盤などで、全体重を無理なく支えています。一方、悪い姿勢は、崩れた重心を保とうと、筋肉に無理が生じ、疲れやすくなります。疲れにくくし、免疫力を高めるために、よい姿勢を保ちましょう。

正しい姿勢で免疫力を高める

メリット1　疲れを感じにくくなる

悪い姿勢では、体を支えるために、筋肉に必要以上に大きな負担がかかってしまう。よい姿勢で背骨のカーブを保つと、骨にも負担が分散し、疲れにくくなる。

メリット2　筋肉が活動し、体温が上がる

よい姿勢をとるためには、背骨のカーブを保つために、骨格筋が使われる。この骨格筋が働くと、体温が上昇し、免疫力の低下を防ぐことにもつながる（P34参照）。日ごろからよい姿勢を保てば、筋力低下の予防にもなる。

メリット3　細胞の酸欠を防げる

背中を丸めた猫背の姿勢では、呼吸をしても十分に酸素を取り込むことができない。体が酸欠の状態になると、がんや病気になりやすくなってしまう。正しい姿勢でゆったりと呼吸をして、酸素をたくさん取り込み、病気になりにくい体を作る。

自分の姿勢を鏡でチェックしてみよう

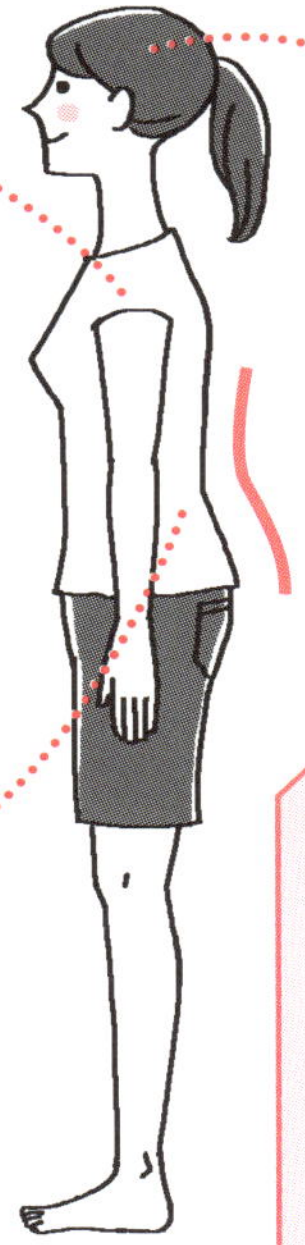

チェック
☐ **肩に余計な力が入っていない**

いつも肩に力が入った状態だと、血流が悪くなって肩こりになる。意識的に、肩の力を抜くようにしよう。肩に力が入っていると感じたら、肩甲骨を回してほぐすとよい。

チェック
☐ **頭が肩より前に出ていない**

頭のてっぺんが肩よりも前に出てしまうと、頭の重さのほとんどを首まわりの筋肉だけで支えることになり、こりの原因になる。

チェック
☐ **背骨のカーブが保たれている**

背骨のカーブがきれいに保たれているかどうかは、壁に背中をくっつけてみるとわかりやすい。腰と壁の間に、片手がちょうど入るくらいの隙間があるのが理想的。

座るときは骨盤を立てるように意識する

座った姿勢で背骨のカーブを保つためには、椅子に深く腰掛け、骨盤を立てるようにする。腰の後ろに丸めたタオルなどを挟むと、楽に背筋を伸ばした状態を維持できる。

すべて当てはまっていれば、正しい姿勢

知っておこう

同じ姿勢を長時間続けるのは、体に毒

パソコン作業や立ち仕事など、同じ姿勢を長く続ける生活は、どこかに負担が集中して、健康を害してしまう危険があります。例えば、デスクワークの多い人は、猫背で胸が圧迫されるような姿勢になり、肺の血流が悪化して、肺がんを招きやすくなります。立ち仕事が多い人は、骨への負担が大きくなり、骨の病気になりやすいのです。

体の負担を減らす工夫

ケース1 **デスクワークの人**

➡トイレに行くときや休憩時に、立ち上がって腕を上げ、胸を広げる

ケース2 **立ち仕事の人**

➡休憩中は座ったり横になる

特効ルール　生活

ゆったり呼吸で副交感神経を働かせる

意識して自律神経に影響を与えられるのが、呼吸です。ゆっくり大きく呼吸をすると、副交感神経が働いて、緊張がほどけます。1日に何回か、意識的に深呼吸をするとよいでしょう。

呼吸の速さを意識することで、自律神経をコントロールできる

緊張したとき、大きく深呼吸をすると、気持ちがグッと楽になるのは、だれもが経験することです。リラックスするのは、深呼吸することで副交感神経を刺激できるからです。

呼吸のうち、**息を吸い込むときに働いているのは交感神経、息を吐くときに働いているのが、副交感神経**です。大きく息を吸うと、たっぷりの酸素が体内に入ったという信号が脳に届き、今度は副交感神経が働いて息を吐きます。深呼吸すると、吐くときの時間が長くなるので、それだけ副交感神経が長く働き、心身がときほぐされ、免疫力も上がります。そのため**深呼吸するときは、意識して、できるだけゆっくりと息を吐き出す**と効果的です。

呼吸には、腹式呼吸と胸式呼吸があります。日ごろは特に意識しなくて構いませんが、57ページのように使い分けることもできます。

息を吐く長さを意識する

息を吸う ＝ **交感神経**が活発になる

息を吐く ＝ **副交感神経**が活発になる

↓

息を吐く時間を長くする

↓

体がリラックス状態になり、免疫力が上がる

ストレスを感じているときは、呼吸が浅くなりがち。そのようなときは、大きく息を吸って、ゆっくりと吐き出すことを意識しよう。

場面に応じて2つの呼吸法を使い分ける

腹式呼吸

こんなときに有効

- ☑交感神経が優位になっている（PART2 でチェック）
- ☑疲れがたまっている
- ☑緊張をときたい

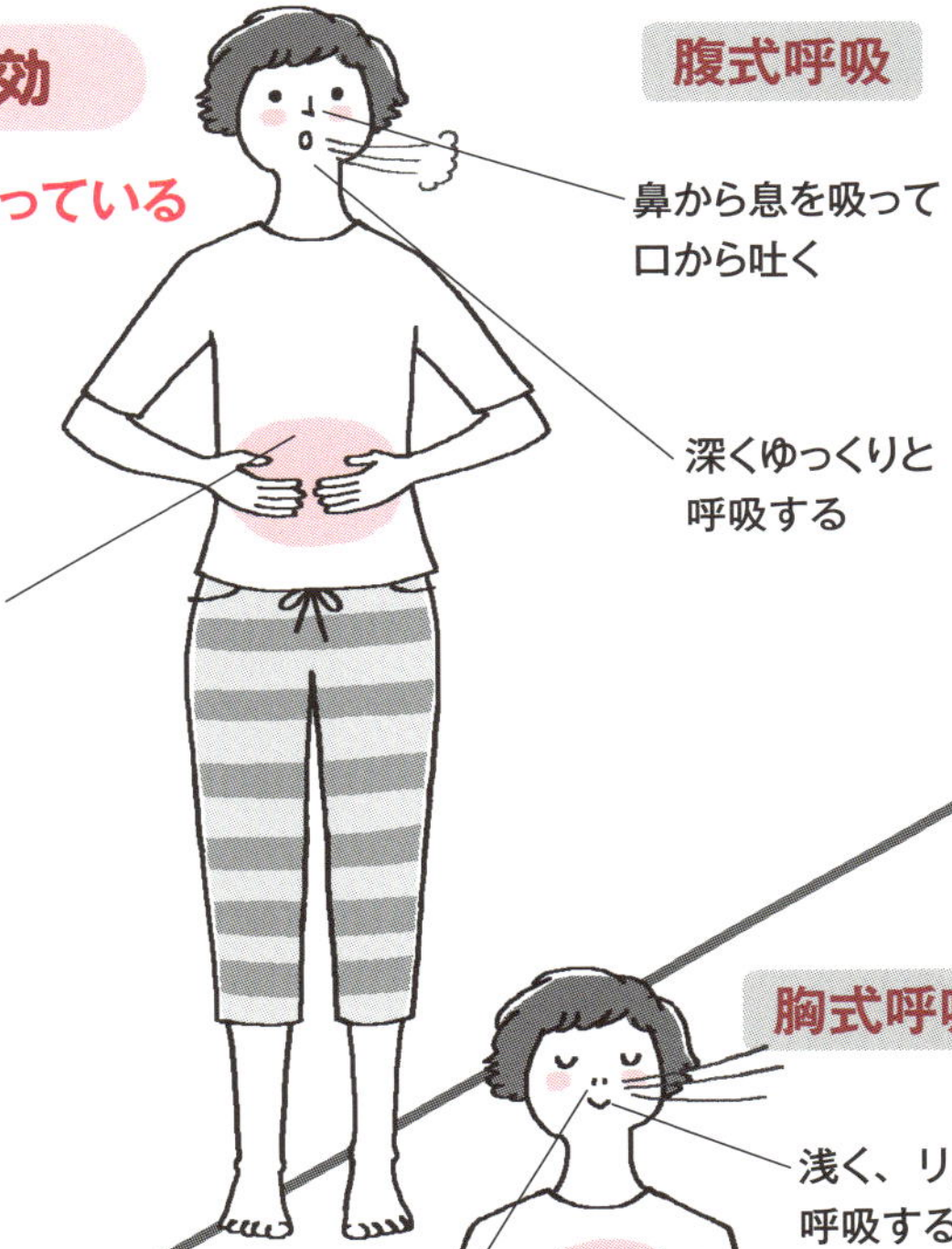
鼻から息を吸って
口から吐く
深くゆっくりと
呼吸する
おへその下あたりを
膨らませるように
息を吸う

1日中呼吸を意識することは難しいが、朝起きたとき、仕事中にひと息つくとき、夜寝る前には必ず行うようにするなど、習慣づけることで交感神経の働きすぎを防ぐことができる。椅子に座ったり、横になった姿勢で行ってもよい。

胸式呼吸

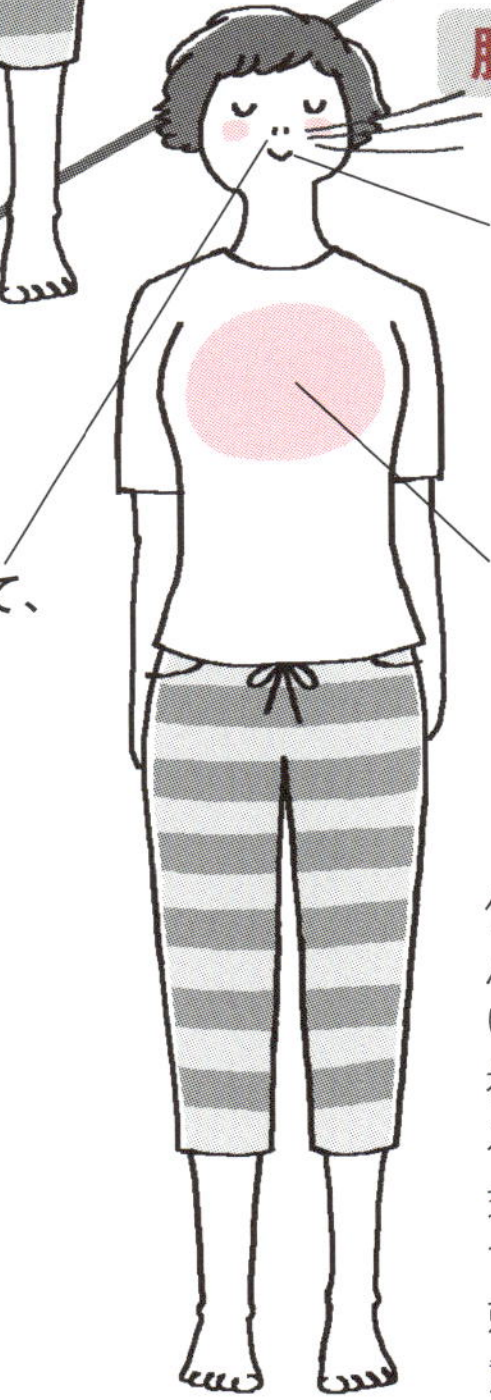
浅く、リズムよく
呼吸する
胸を膨らませるよ
うに息を吸う
鼻から息を吸って、
鼻から吐く

こんなときに有効

- ☑副交感神経が優位になっている（PART2 でチェック）
- ☑気分が沈んでいる
- ☑何かに集中したい

仕事前や、気分が沈んでいるとき、のんびりした生活で副交感神経が働きすぎているような場合は、胸式呼吸で浅い呼吸をすると、交感神経が刺激され、心身が活動モードになる。

ストレスを最小限にして万病を防ぐ

ほとんどの病気や体調不良の原因は、ストレスの多い生活です。無理をしない生活を心がけ、ストレスは早めに解消するなどして、対策を講じておくことが大切です。

大きなストレスの原因を見つけて解消法を探る

身体的・精神的ストレスがあると、体温が下がり、免疫力も低下します。その結果、さまざまな病気や体調不良を招いてしまいます。

ストレスとひと口にいっても、かなり漠然としています。また、ストレスがあっても、自分では気付かないこともあります。そこで、自分にとってどのようなことがストレスになっているのか、まずはこれまでの生活を振り返ってみましょう。

ストレス要因はいろいろありますが、その中でも自分にとって大きな問題になっていることを探ります。そして、そのストレス要因への対処を考えることが改善の第一歩です。

自分のストレスを分析してみよう

☑ 仕事のこと
- 職場の人間関係
- 働きすぎ
- 収入　など

☑ 将来のこと
- 老後の収入
- 介護問題

など

☑ 健康のこと
- 自分の体
- 家族の体

など

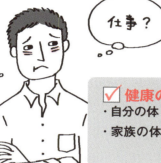

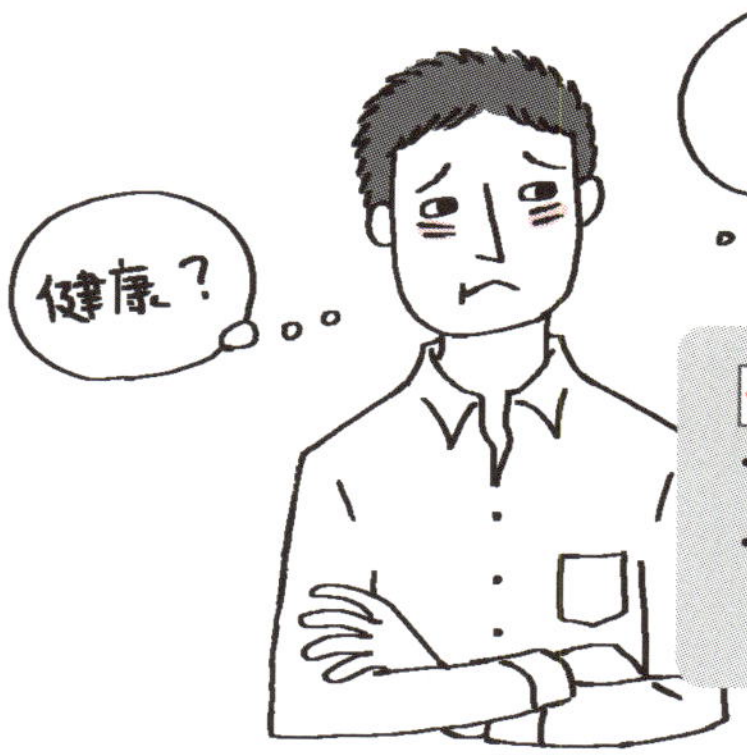

最大の原因に気付き、向かい合うことが解決への第一歩

働き盛りでは、仕事への悩みが大きくなりやすい。退職後は自分や家族の健康問題が悩みの原因となりやすいなど、年齢によってもストレスの原因は変わってくる。

おもしろくなくても、声を出して笑うだけで、免疫細胞が活性化する

大笑いしてストレス解消&免疫力アップ

作戦1 笑いが生まれそうな場所へ行く

- ✓ 気の合う友人の集まり
- ✓ 落語
- ✓ お笑いのライブ
- ✓ コメディー映画

など

定期的に思いっきり笑える時間を作ろう。手軽な方法としては、テレビのバラエティー番組を見るのもおすすめ。

作戦2 顔がこわばってきたと思ったら、声を出して笑ってみる

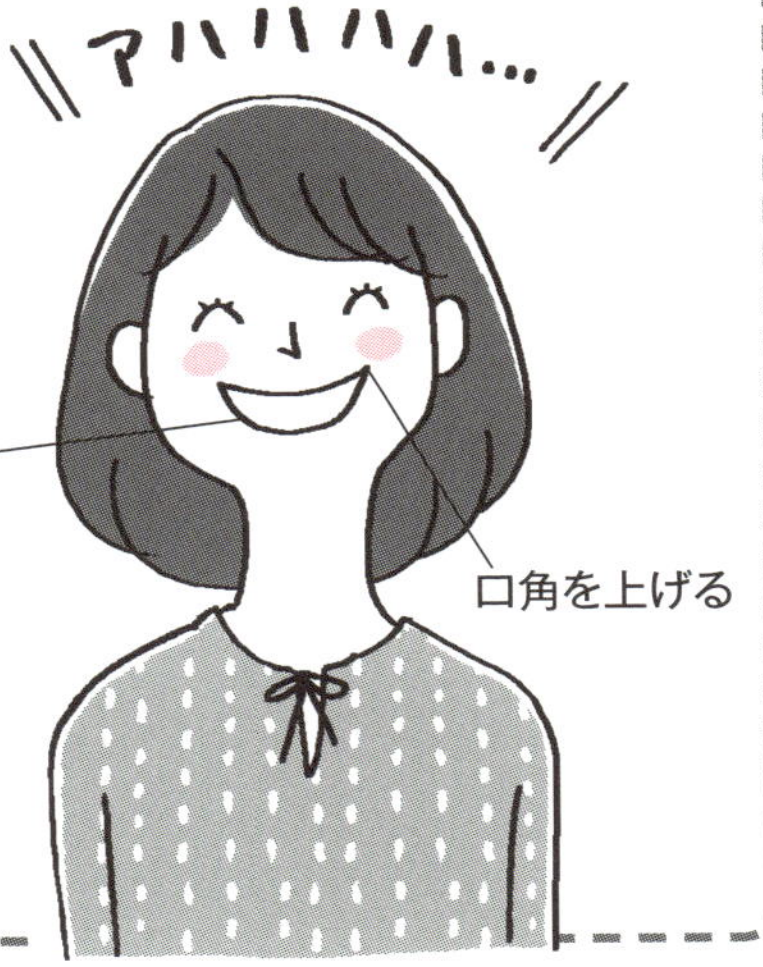

心から「楽しい」「嬉しい」などと思っていなくても、口角を上げることで、脳は笑っていると錯覚し、リンパ球が増えて免疫力が高まる。大げさに声に出して笑うと、気持ちも明るくなりやすい。

日ごろよく笑う人ほど、健康で長生きするといわれます。笑いは、最も強力な免疫力増強法なのです。

笑うと、顔の筋肉が大きく動き、お腹をよじるので、腹筋もかなり使います。それにより、**筋肉から熱が発生し、体温が上がります。**すると免疫力も高まるという、よい循環が生まれます。

笑いの健康への効果は、さまざまな実験で明らかになっています。落語を聞くと血圧が下がるというデータや、漫才で大笑いすると血糖値が下がるというデータもあります。

寄席に行ったり、テレビのお笑い番組を楽しんだりして、日ごろからおおいに笑っていたいものです。

おかしくなくても、声に出して笑うだけで、笑いの効果はあります。笑っていない日が続いたら、無理にでも口角を上げてみましょう。

頑張りすぎない生き方で、ストレスを減らす

少しの心がけが第一歩

ケース1　毎日残業で帰宅は21時。夕方以降は体がだるく、仕事の能率が落ちる

改善の第一歩 → **週に一度は定時に帰る**

大量の仕事を抱えていたり、厳しいノルマのために、毎日残業という人も少なくないが、どんなに忙しくても、週に一度は定時に帰るようにしよう。気分もリフレッシュされ、翌日以降の仕事もはかどる。

ケース2　帰宅が遅くなるため、毎日睡眠不足

改善の第一歩 → **通勤電車の中や休憩時に居眠りする**

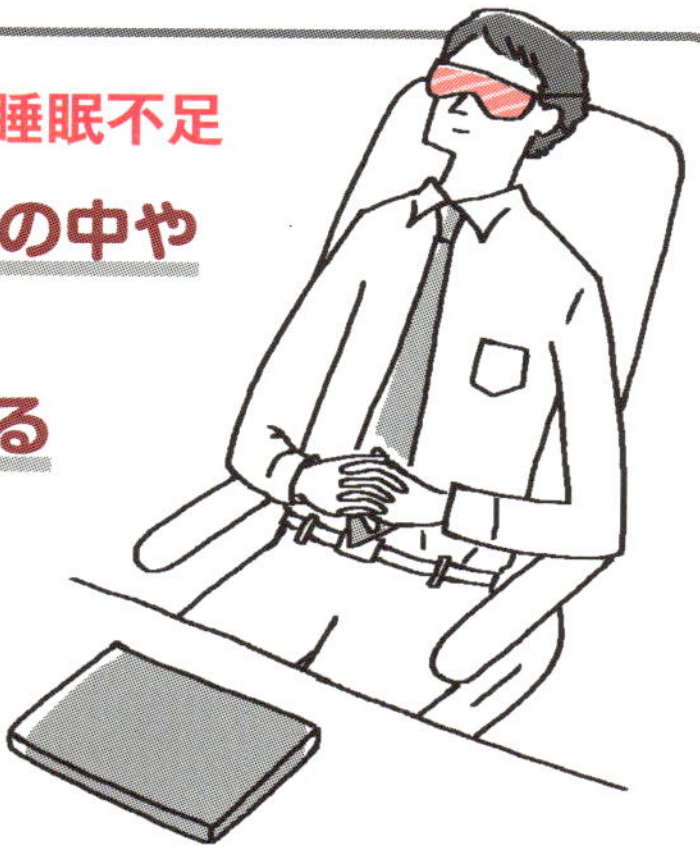

通勤時間が長かったり、残業が多いなどの理由で睡眠不足になりがちな人は、昼寝や居眠りで日中に30分間寝るだけでも、体へのストレスを軽減できる。通勤電車の中や、お昼休みなど、コマ切れに睡眠をとってもよい。

中間管理職の立場にある人や、子育てしながら働いている人たちの多くが、常に強いストレスにさらされています。つい仕事に子育てにと頑張ってしまい、睡眠時間を削っては毎日睡眠不足や疲労と闘うという人も、少なくないはずです。もちろん職場などでの人間関係も、大きなストレスになることがあります。

若いときは、がむしゃらに働くことも必要かもしれません。しかし少なくとも、**生活習慣病やがんを発症しやすい年齢である40、50歳代になったら**、一度立ち止まりましょう。この年齢になると、免疫力も低下しやすいので、**じっくりと自分の生活を見直してみる**必要があります。

そして、このままストレスだらけの毎日が続くと、近い将来体調を崩すかもしれないので、新しい生き方を考えていきましょう。

ストレスを解消する工夫

提案その1

疲れているときはしっとりした音楽を聴く

- ☑童謡
- ☑民族音楽

など

湿度の高い日本の風土に適した曲調で落ち着く

疲れていたり、ストレスを感じているときには、無理に明るい音楽を聴くのではなく、しっとりとした音楽を聴くと心が癒される。日本の気候は湿度が高く、ジメジメしているため、しっとりとした曲にホッとする人が多い。

提案その2

身のまわりの音や空気、香りを意識する

- ☑街路樹や花壇を眺める
- ☑公園で大きく息を吸う

など

本能が呼び起こされて、迷いを感じにくくなる

五感を働かせることで、日常の悩みから解放されやすくなる。きれいな花や夕焼け、星空を眺める、木々の香りを感じる、鳥の声を聴くなど、五感をフル活用させて、普段は気にも留めていなかったようなことに、意識を向けてみよう。

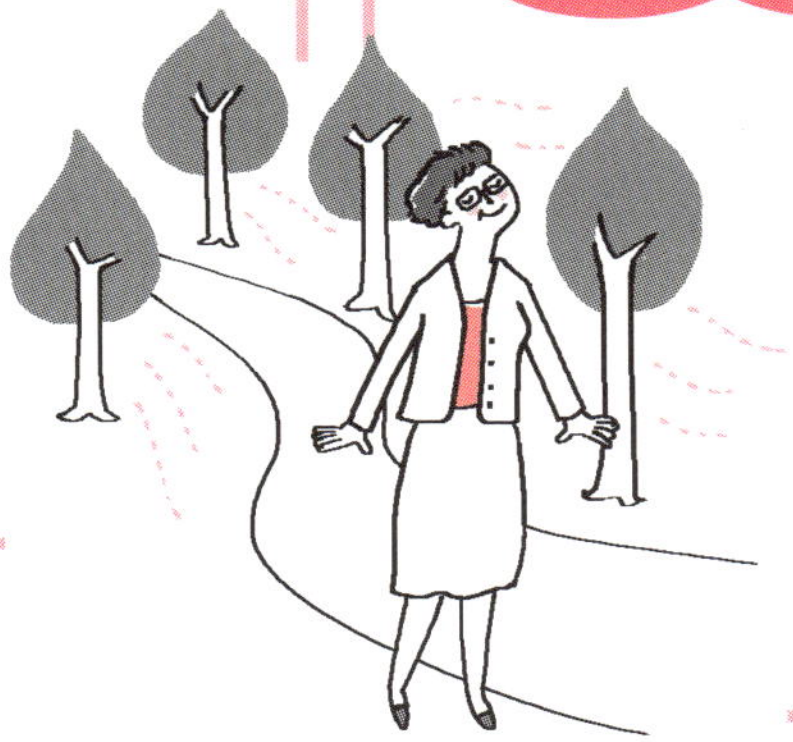

もちろん仕事も子育ても重要なので、生活のすべてを変えるわけにはいきません。しかし少なくとも、頑張りすぎはよくないという心をもちましょう。そうすれば、**せめて週末だけは完全に休む、週に3日は残業なしで帰る**など、健康を保つための現実的な対策はたくさんあります。**自分なりのストレス解消法を見つけておく**ことも大切です。

知っておこう

“病は気から”は本当だった

心配ごとや悩みは、自律神経のバランスを崩し、多くの病気を引き起こします。例えば、仕事が忙しくても、イライラしたり、興奮せずに、マイペースで穏やかに過ごしている人は、交感神経が働きすぎることはなく、免疫力は下がりません。

心のもちようによって、同じような生活でも、免疫が下がりやすい人と下がりにくい人がいるのです。

特効ルール　生活

太陽の光でエネルギーを作り出す

私たちは、太陽光のエネルギーをもらって生きています。だからこそ、輝く太陽のもとにいると、体がポカポカしてきます。太陽光の紫外線を悪者にするのではなく、健康の味方にしましょう。

日光がミトコンドリアを刺激し、体に活力をもたらす

私たちのエネルギー源は食べ物ですが、それだけでは足りません。食べ物は消化・吸収しなくてはなりませんが、そのためのエネルギーが必要なのです。それを与えてくれるのが、太陽から地球に届く紫外線です。

紫外線は、とても強いエネルギーをもっています。細胞内のエネルギー生産工場であるミトコンドリアは、エネルギー生産回路に紫外線のエネルギーを使っています。ですから**適度に紫外線がないと、食べ物をエネルギーに変えることができない**のです。日焼けや皮膚がんを過度に心配するより、太陽の恵みを十分に受け取るほうが免疫力を上げるためには大切です。

太陽の光なしではエネルギー不足に

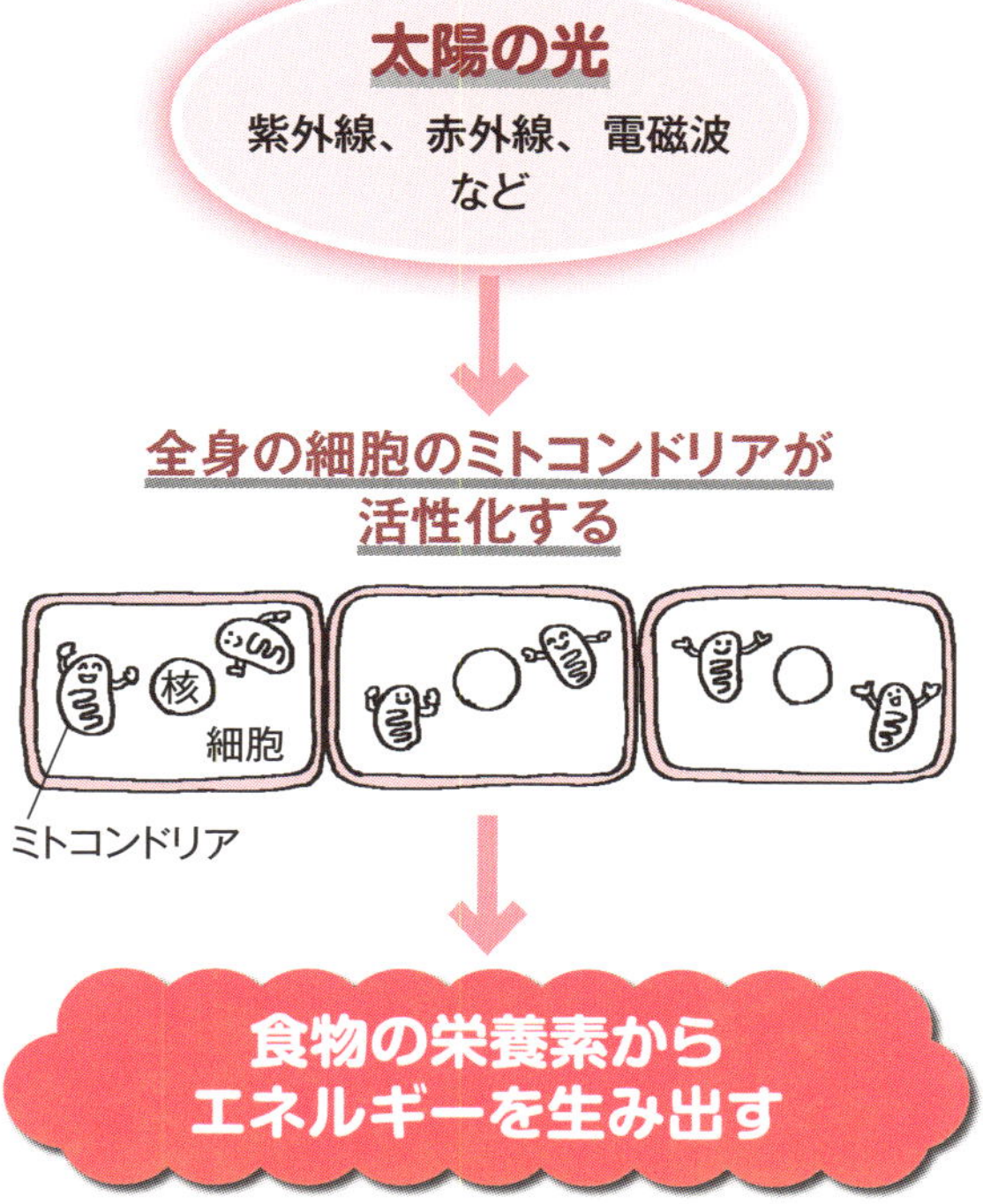
太陽の光
紫外線、赤外線、電磁波
など
全身の細胞のミトコンドリアが
活性化する
核
細胞
ミトコンドリア
食物の栄養素から
エネルギーを生み出す

植物が葉緑体によって光合成をするように、ヒトも光を浴びてミトコンドリアを活性化させ、エネルギーを生み出している。

日焼け止めを塗らずに、1日合計1時間太陽の光を浴びる

普段の生活の中で太陽の光を浴びる時間を増やす

☑ 寝室をレースカーテンにする

防犯上、問題がなければ、寝室の窓をレースカーテンにしたり、ブラインドを開けておくと、朝日が昇るとともに、自然に太陽光を浴びることができる。これらの工夫が難しい場合は、起床後にカーテンを開けて日光を浴びるようにする。

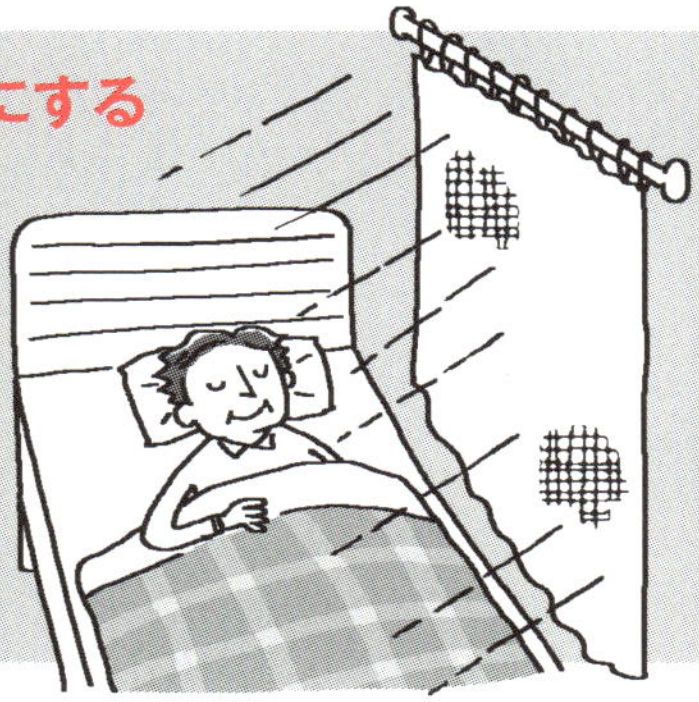

☑ 日焼け対策は必要最低限にする

日焼けを気にしすぎて、外出時には必ず日焼け止めを塗っているというような人は、太陽光が不足しがち。炎天下の外出や、長時間外で過ごすとき以外は、日焼け対策は、帽子やサングラスなどで十分。

☑ 職場の窓のブラインドを開ける時間を作る

デスクワークが多い人は、たまには窓のブラインドを開け、太陽光を浴びる時間を作るとよい。室内にいても、太陽光を浴びれば、ミトコンドリアが元気になり、体がポカポカしてくる。

屋内に閉じこもっていると、太陽の恩恵を受けられません。1日1時間くらいは、太陽のもとで過ごしたいものです。**わざわざ日光浴しなくても、通勤や買い物などで屋外を歩く**時間でも構いません。

ただ、紫外線に弱い色白の人は、浴びる時間を短めにしてください。どのような人も、真夏のように、肌にジリジリと照りつける感覚があったら、強すぎると考えましょう。

マメ知識

スキー場は日光浴スポット

ウインタースポーツをする人なら、「スキー場で、ゴーグル形に雪焼けをした」という経験も多いはず。雪は太陽光の紫外線を反射するため、日照時間の短くなる冬は、スキー場ほど紫外線を浴びられる場所はありません。こもりがちな冬は、ウインタースポーツに挑戦してみましょう。

特効ルール　生活

体温＋4℃の入浴で免疫力アップ

1日の心身の疲れは、その日のうちに解消しておきたいもの。1日を締めくくるのにふさわしいのが、入浴です。ぬるめの湯にゆったりつかれば、疲れも吹き飛び、心身がときほぐされます。

ぬるめの湯につかって体温を上げることが、免疫力アップの一番の近道

いうまでもなく、お風呂に入ると、体がポカポカになります。この心地よさは、健康維持や病気の治療に役立つ、免疫力アップの強力な薬になります。

入浴により、ジワジワと芯まで体が温まり、血管が開いて血流がよくなります。それによって消化管が刺激され、便通もよくなります。たっぷりと汗をかけば、老廃物が排出されます。体温は上がり、リンパ球が増えて免疫力もぐんとアップします。体が温まる心地よさで、昼間のイライラや不安な気持ちも霧散します。

このような入浴の効果を最大限に得るには、**ぬるめの湯に、10分程度ゆっくりとつかる**ことです。湯温は、体温＋4℃が基本ですが、体温が低い人は熱く感じられるかもしれません。そんなときは、「気持ちがいい」と思える湯温に調整しましょう。

湯温が熱すぎると、交感神経が刺激されてしまいます。リラックス効果はありませんが、やる気が出てきます。これから活動する朝に入る場合は、少し熱めでもよいでしょう。

シャワー派より湯船派の免疫力が高い

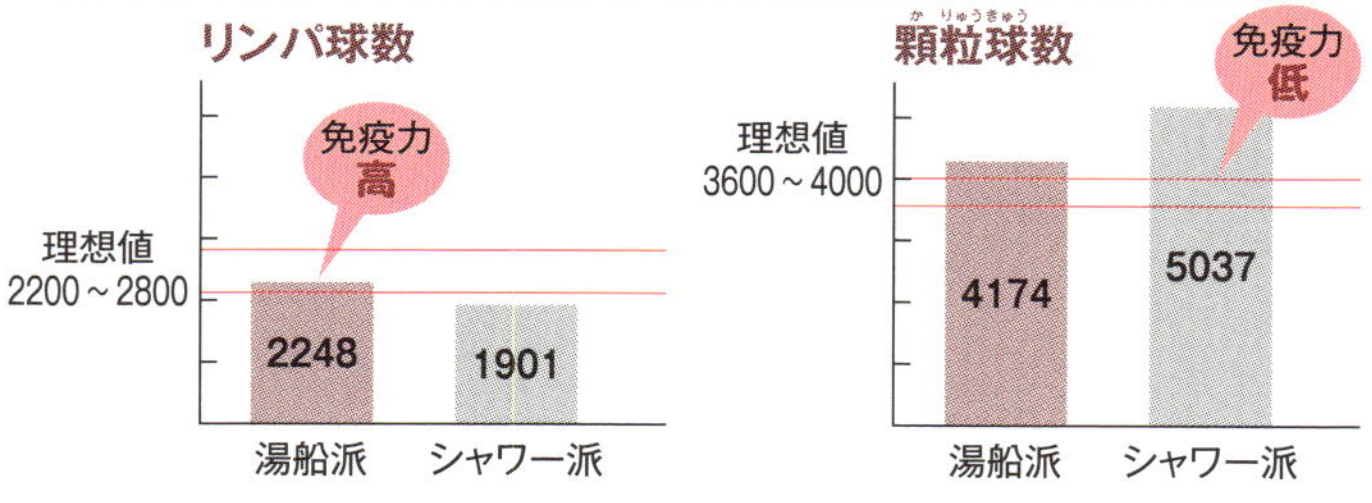

リンパ球数
免疫力
高
理想値
2200～2800
2248
1901
湯船派
シャワー派
顆粒球数《かりゅうきゅうすう》
免疫力
低
理想値
3600～4000
4174
5037
湯船派
シャワー派

リンパ球が増えると免疫力が上がり、顆粒球は多すぎると免疫力が下がる。湯船に入ったグループのほうが、シャワーだけのグループより、リンパ球は多く、顆粒球は少なかった。

日ポリ化工株式会社温熱療法研究室2005年6月検査分より

免疫力を上げる入浴術

全身浴：肩までつかる

時間　10分

全身浴の場合は、10分程度つかるのが理想的だが、途中でのぼせそうになったり、つらくなったら無理をせずに上がる。

温度　体温＋4℃

体温は人によって異なるため、心地よいと感じる温度も人それぞれ。体温＋4℃でも自分が熱いと感じれば、温度を下げる。

快適に過ごすために……

- 熱気がひどいときは換気する
- 熱くなってきたら、手の平を湯の外へ出す

窓がある場合は、窓を開けて熱気や蒸気を逃がすとよい。上がるときは、急に立ち上がると血圧が急降下するため、バスタブにつかまり、ゆっくりと立ち上がろう。

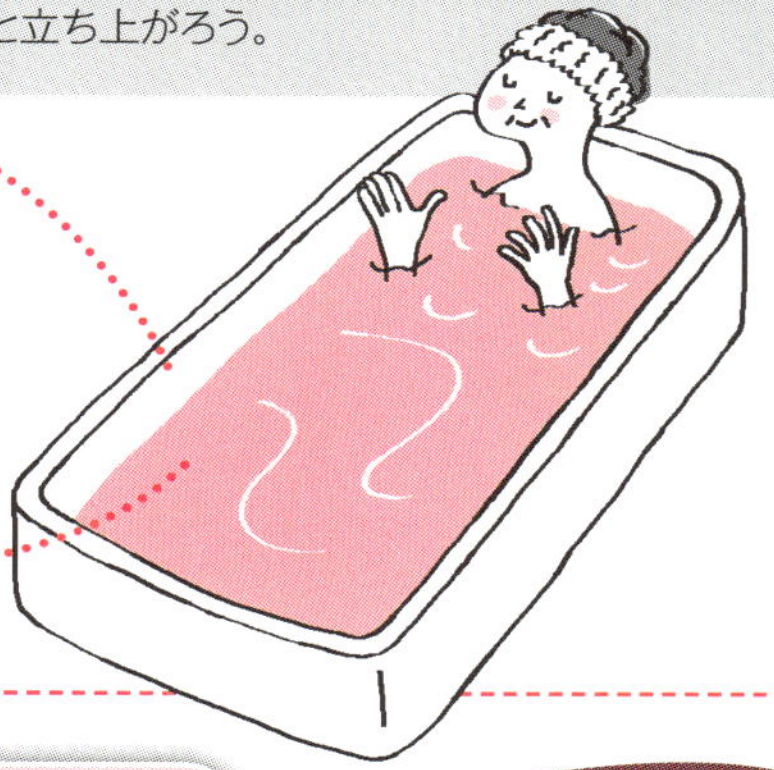

半身浴：みぞおちあたりまでつかる

時間に余裕があるときは、半身浴がおすすめ！

時間　30分～1時間

半身浴は、おへそまでしかつからないので、全身浴より長時間入っていられる。ゆっくりつかることで、全身浴よりも汗をたくさんかき、体の毒素が排出される。音楽を聴いたり、本を読んだり、リラックスして過ごそう。

温度　体温＋4℃

バスタブのふたを途中まで閉めておくと、湯温が下がりにくい。

快適に過ごすために……

- 肩にタオルなどをかけて冷えを防ぐ
- 汗をかいたら水分補給をする
- 湯船の中に椅子を置く

水分補給の飲み物は、体を冷やさないよう、常温にする。湯船に椅子を置くと、楽な姿勢をとりやすい。洗面器をひっくり返して椅子代わりにしてもよい。

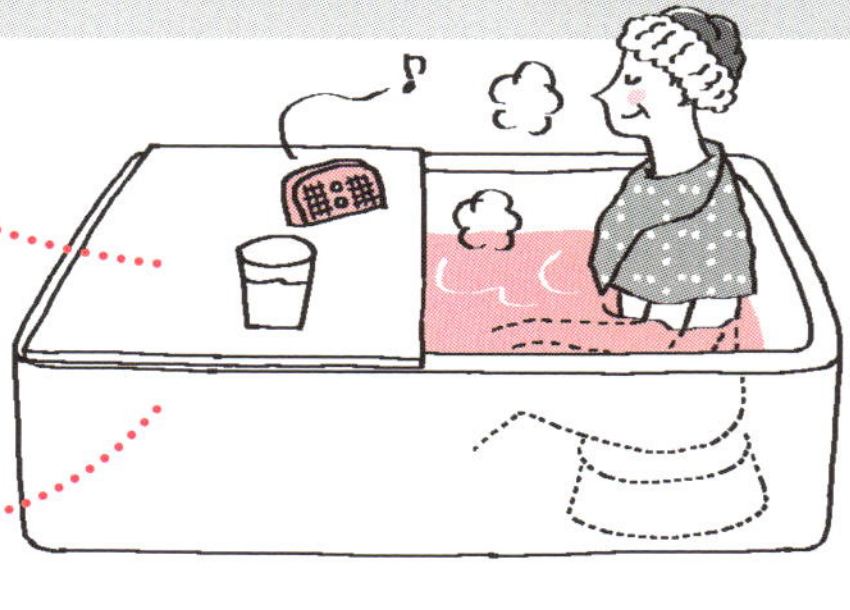

特効ルール　生活

炭酸のお風呂で体をポカポカにする

入浴の習慣がついてきたら、もうひと工夫してみましょう。自宅での入浴効果を高める方法を紹介します。週末には、ミネラル成分たっぷりの温泉に行くと、体温を上げる効果がさらに高まります。

入浴剤を使ったり、温かいお湯と冷たい水を交互に触ると、さらに効果的

入浴効果を高めれば、体温が上がり、病気を防ぐことができます。

シュワシュワした炭酸ガスが含まれる炭酸入浴剤を使うと、皮膚から炭酸ガスが吸収され、その分体内の酸素が減ります。すると、**酸素をたくさん取り入れようとして、血管が開いて、血流がよくなります。**

また、温泉に含まれるカルシウムイオンやマグネシウムイオン、硫黄イオン、硫酸イオンなども炭酸と同様の役割を果たします。**週末には、温泉に出かけるのもおすすめ**です。

入浴の効果アップの3つの工夫

☑ 温かいお湯と冷たい水に交互に触れる

温かいお湯で2、3分温まったら、シャワーで手や足に冷たい水を数秒間かける。これを5回ほど繰り返す。血管が拡張と収縮を繰り返すため、血流がよくなる。ただし、低体温の人は、まずは基本の入浴がおすすめ（P64参照）。

☑ 炭酸系の入浴剤を使う

なかなか温泉に行くのは難しいという人は、自宅で使える炭酸系の入浴剤を使ってみるのがおすすめ。種類を変えてみたり、お気に入りを見つけて楽しもう。

☑ 体温を測りながら入浴する

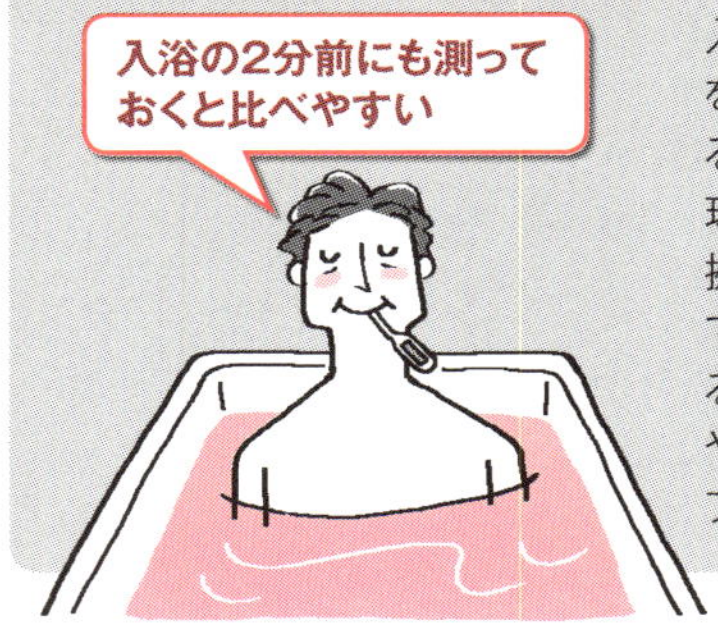

入浴中に2、3分おきくらいに体温を測ると、体温の上昇を実感できる。体温が上がっていれば、リンパ球が増え、免疫力が高まっている証拠。続けていくと、体温が上がるまでの時間が短くなっていくのがわかるため、モチベーションもアップしやすい。入浴中は、口で測るタイプの体温計を使う。

足湯や乾布摩擦でも、入浴と同じように体温を上げる効果が期待できる

入浴以外で体を温める方法

足湯

時間　20 ～ 30 分

テレビや本を見ながら、音楽を聴きながらなど、好きなことをしながら行える。

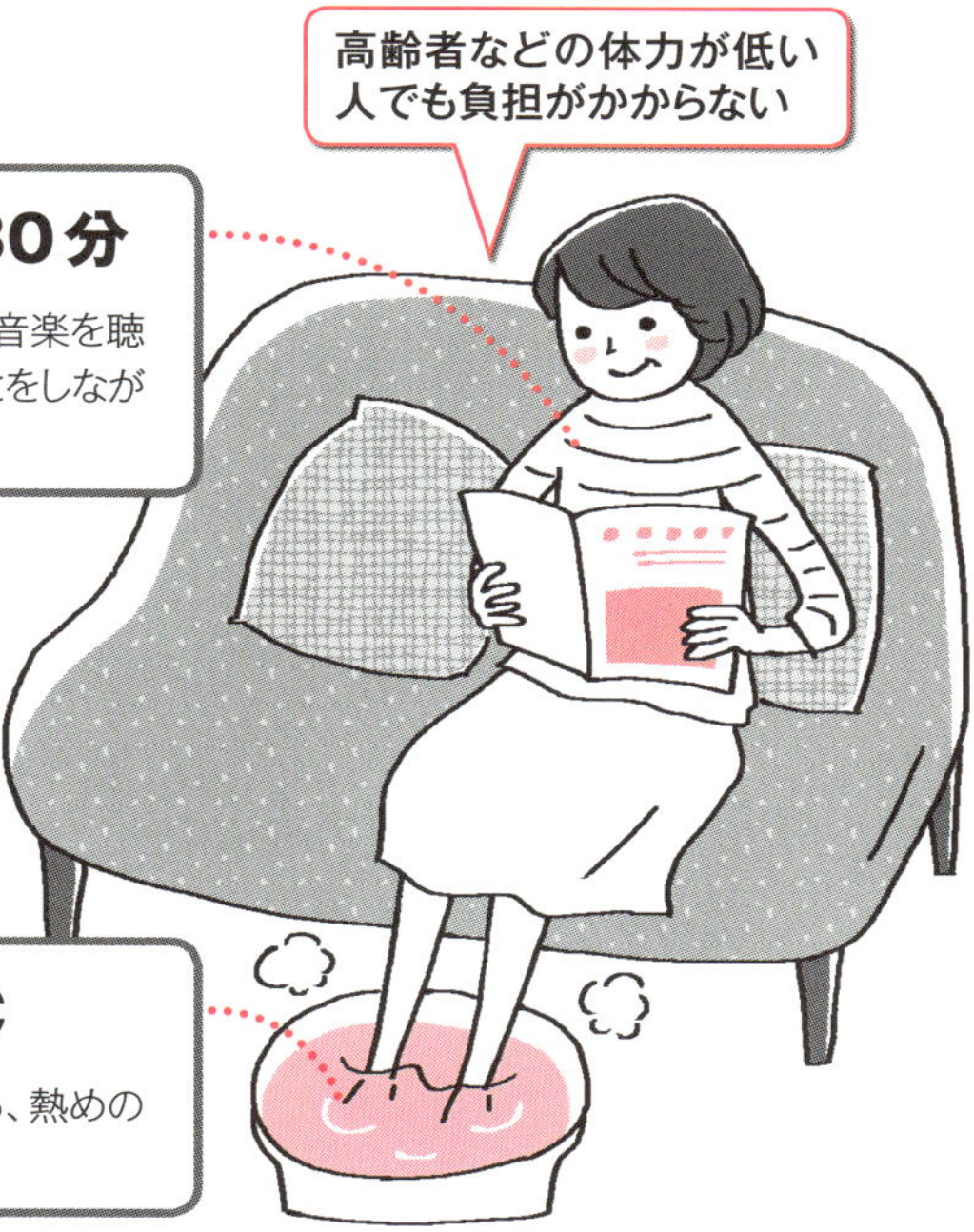
高齢者などの体力が低い人でも負担がかからない

温度　約 40℃

お湯がぬるくなってきたら、熱めのお湯を足すとよい。

乾布摩擦

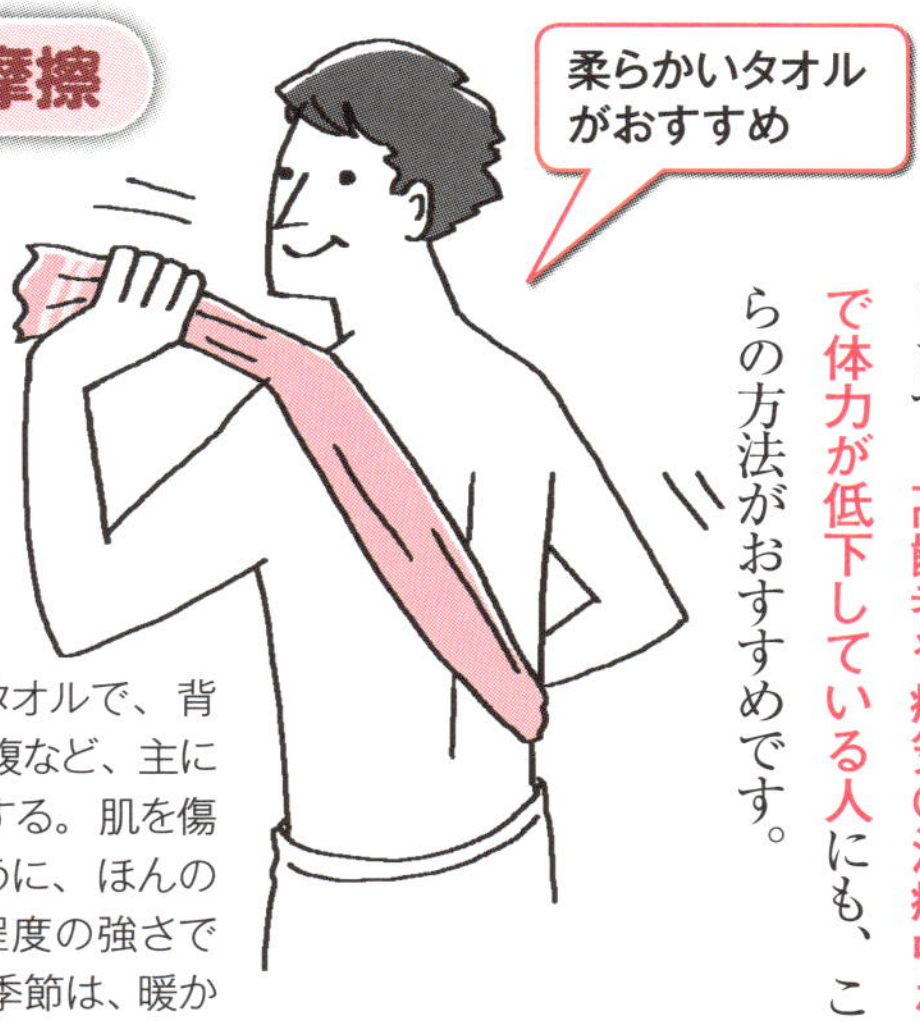
柔らかいタオルがおすすめ

手ぬぐいやタオルで、背中や腕、お腹など、主に上半身をこする。肌を傷つけないように、ほんのり赤くなる程度の強さで行う。寒い季節は、暖かい室内で行おう。

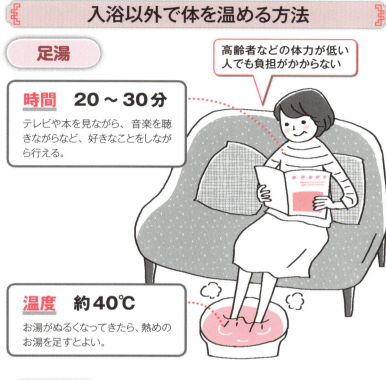

入浴ができないときは、足湯や乾布摩擦、湯たんぽなどで体温を上昇させ、免疫力を上げることができます。寒い冬は、湯たんぽを布団の中に入れて寝るとよいでしょう。

入浴は、体温が急激に上がり、たくさんの汗をかくため、体力を消耗します。**高齢者や病気の治療中などで体力が低下している人**にも、これらの方法がおすすめです。

特効ルール　生活

石けんを使ってバリア機能を守る

泡立ちがよく、よい香りのするボディーソープやシャンプーが大人気です。しかし、実は洗いすぎて肌のバリアを壊している可能性があります。シンプルな石けんを使うのが一番です。

髪や体はお湯洗いで汚れを落とせる。皮脂の多い顔は固形石けんで洗う

毎日、全身をゴシゴシ洗わないと気がすまない人も多いようです。しかしあまり洗いすぎると、皮膚を乾燥から守り、免疫力を保っている皮脂まで洗い流してしまいます。

特に**液体のボディーソープやシャンプーは、なるべく避けたほうがよい**でしょう。本来は固形になるものを液体にしたり、肌をすべすべにするために、さまざまな化学物質が加えられています。これをすべて洗い流すにはかなりゆすぐ必要があります。もし肌に残っていると、肌のトラブルの原因になります。

運動などで特にたくさん汗をかいたりしなければ、体の汚れはお湯だけでも落とせます。湯船に入っているだけでも、ある程度落ちてしまいます。髪も、お湯で洗えば十分です。

皮脂が多く、汚れが気になる場合は、固形石けんを使いましょう。化学物質が少ないので、ボディーソープなどより肌にやさしいのです。

顔は、ほかの部位より分泌される皮脂の量が多いので、毎日、固形石けんで洗ってもよいでしょう。

皮脂を落としすぎることによる悪影響

アトピーや肌荒れを起こしやすくなる

適度な皮脂は、肌荒れを防いでくれる。皮脂を落としすぎると、肌を守ろうと皮脂の分泌がかえって増えすぎてしまい、肌のトラブルの原因となる。

体温が下がる

皮脂を落としすぎて肌が乾燥すると、血液の水分も少なくなる。ドロドロ血液になると血流が悪化し、体温が下がる。

皮脂が少ない部位に洗剤は使わない

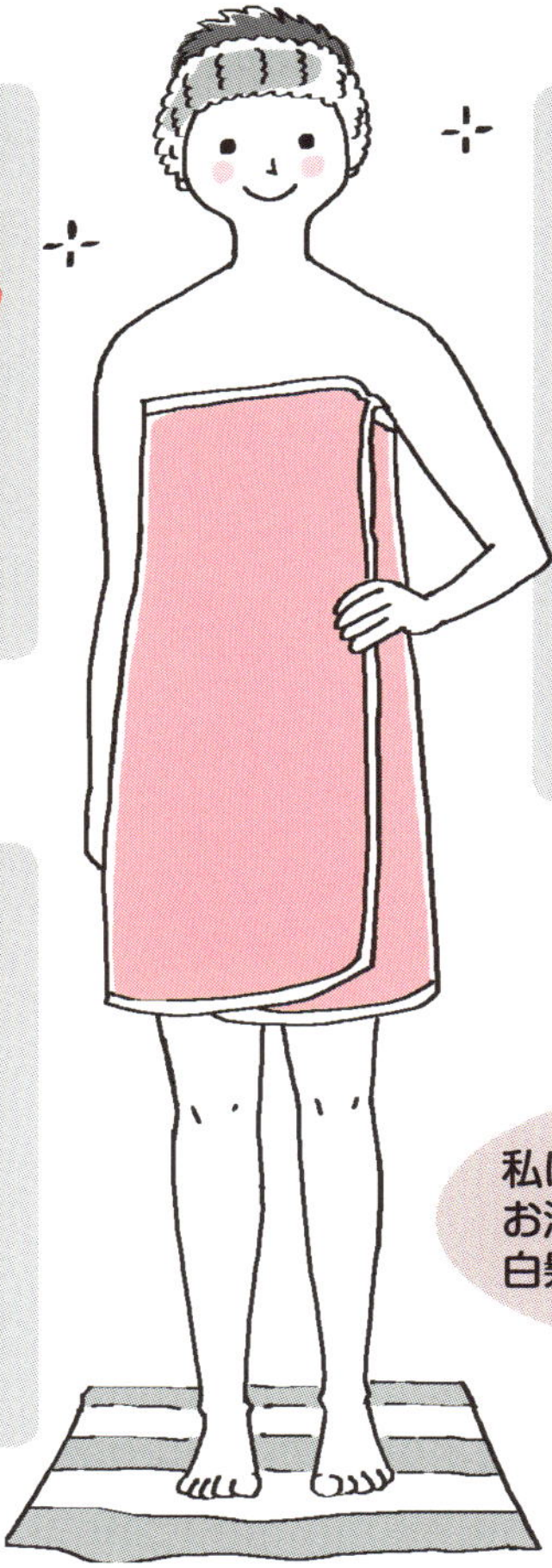

皮脂多め

顔

☑ **添加物の少ない固形石けんで洗う**

顔は皮脂が出やすい部位なので、石けんを使ってもよいが、気にならない場合は、ぬるま湯洗いでOK。アトピーがある人は、石けんも控えたほうがよい。

皮脂は比較的少なめ

毛髪・頭皮

☑ **シャンプーやトリートメントを使わず、お湯で洗う**

毛髪や頭皮は、お湯でよく流すだけで、汚れや余分な皮脂はしっかり落とせる。抵抗がある人は、1日おきにするなどして、徐々にシャンプーの頻度を減らしてみよう。

皮脂は少なめ

体

☑ **ボディーソープは使わず、お湯で洗う**

体は、皮脂が最も少ない部位なので、石けんやボディーソープは必要ない。湯船につかっていれば、皮脂や垢はきれいに落ちる。

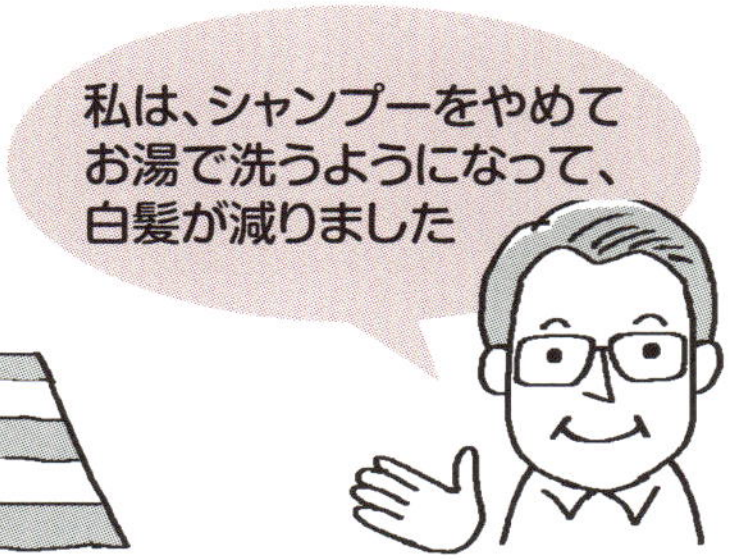
私は、シャンプーをやめてお湯で洗うようになって、白髪が減りました

肌がすべすべになるボディーソープは要注意

ボディーソープやシャンプー、トリートメントに含まれる、肌をすべすべにしたり、髪をサラサラにする化学物質が、肌を傷める原因になる場合がある。

しかし、肌がすべすべになったり、髪がサラサラになるほど肌によい効果があると思っている人も多く、しっかりと洗い流せていない人が多い。もしこれらを使う場合には、しっかりと洗い流すようにしよう。

特効ルール　生活

7~9時間の睡眠でリンパ球を増やす

睡眠のリズムを整えているのも、自律神経です。リズムが整った質のよい睡眠は、健康維持の基本になります。睡眠に不安がある人は、改善策を講じておきましょう。

午前0時前に就寝すると、リンパ球が短時間で増加して、免疫力アップ

夜は眠くなり、日中は活動するという1日の睡眠リズムは、各種のホルモンと連動しながら、自律神経によって整えられています。昼間は、交感神経が働いて心身が緊張します。夜になると副交感神経が働いて、それをときほぐします。**睡眠は、究極のリラックス状態**なのです。

多忙などで睡眠時間の少ない人は、心身がリラックスできる時間が短いことになるので、健康を害することは想像に難くないでしょう。また、寝すぎると体がだるくなることからもわかるように、睡眠時間が長すぎると、今度は副交感神経が優位になりすぎて、活気が出ません。

必要な睡眠時間は個人差がありますが、7~9時間程度です。

この睡眠時間を確保したうえで、就寝は、午前0時までにしたいものです。**深夜の2時ごろに、細胞を活性化する成長ホルモンの分泌がピークを迎えます**。また、**午前0時前に寝るとリンパ球****（P112参照）****が増加し、免疫力が上がる**ことが、実験によって明らかになっています。

睡眠時間は長すぎてもよくない

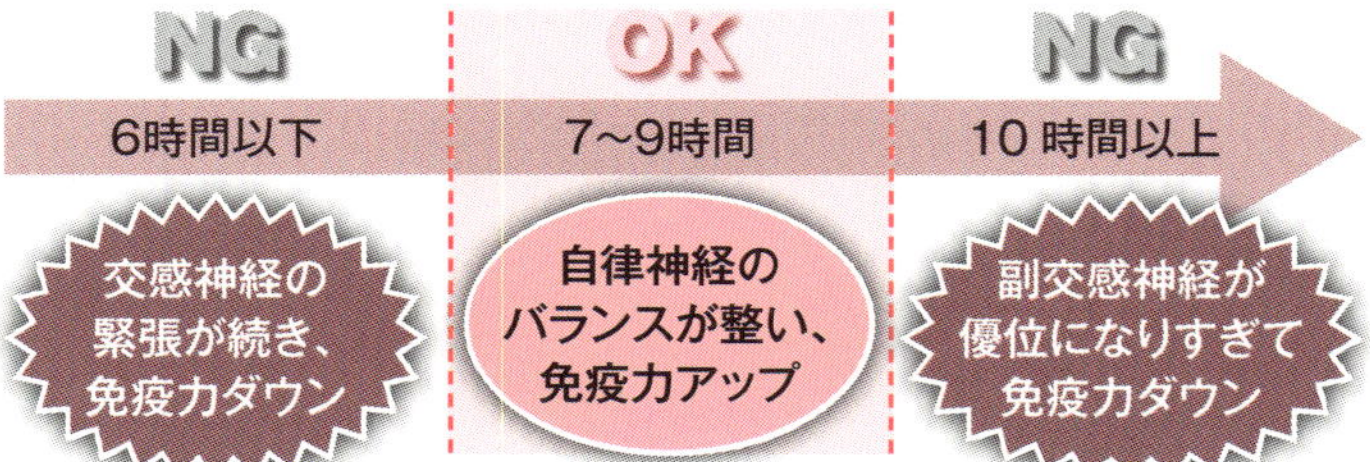

NG
6時間以下
交感神経の緊張が続き、免疫力ダウン
OK
7~9時間
自律神経のバランスが整い、免疫力アップ
NG
10時間以上
副交感神経が優位になりすぎて免疫力ダウン

仕事が忙しいために睡眠不足が続き、週末に寝だめをするという人も少なくないが、睡眠時間が長すぎても免疫力は下がってしまうため、寝だめは効果的とはいえない。

太陽のリズムに合わせて、季節ごとに
就寝時間と起床時間をずらす

自然のリズムに逆らわず、日の出とともに起きて、日が暮れたら寝るのが、最も健康的な生活といえます。

現実には無理な話ですが、少なくとも季節に合わせた生活の工夫をするとよいでしょう。

夏は日の出が早いので、ほかの季節より1時間くらい早く起き、冬は1時間くらい遅くするという具合です。早く起きれば、自然と早く眠くなり、遅く起きれば就寝時間も遅くなって睡眠時間を確保できます。

日の出とともに起きるとストレスが少ない

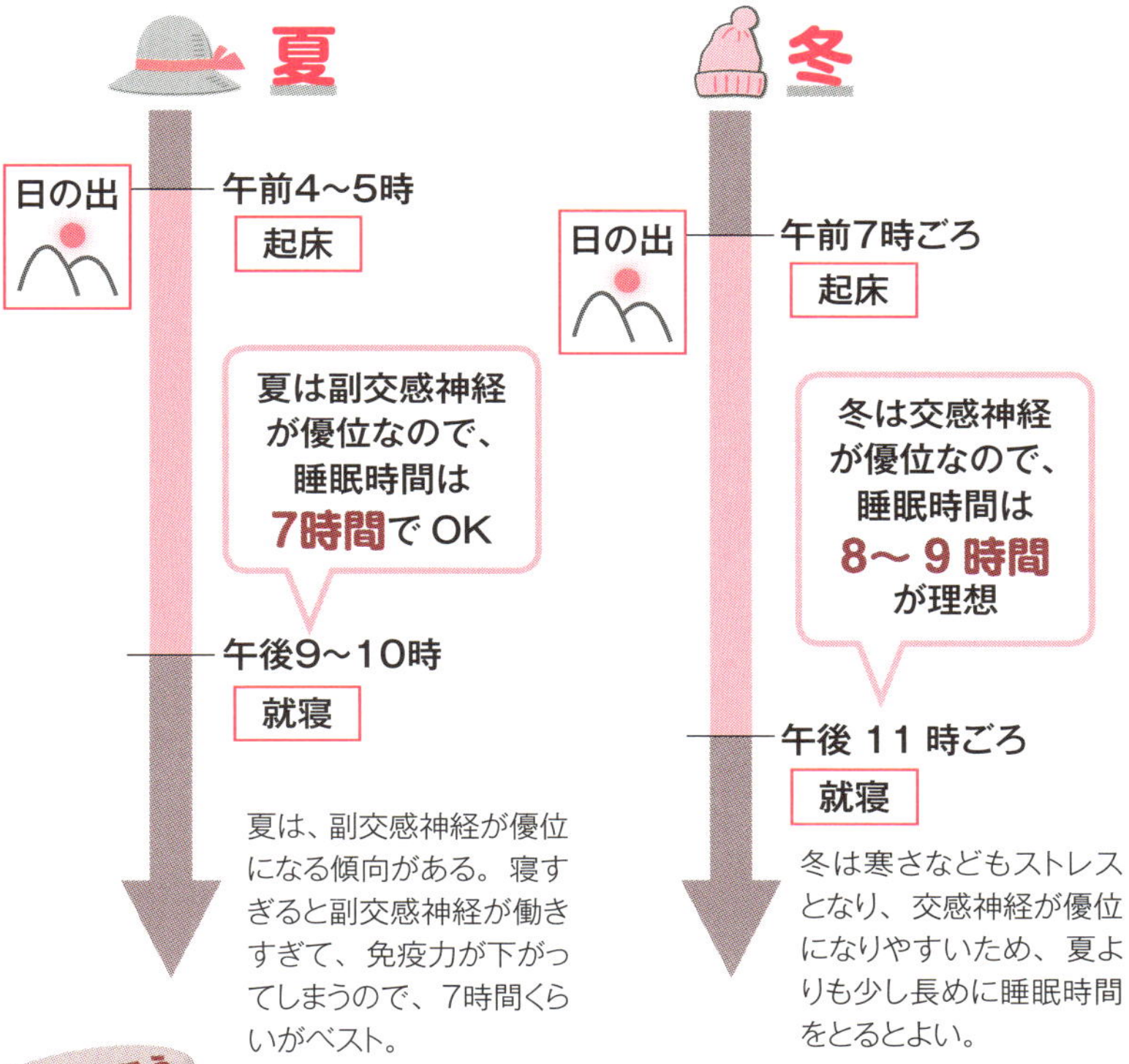
夏
日の出
午前4～5時
起床
夏は副交感神経が優位なので、睡眠時間は7時間でOK
午後9～10時
就寝
夏は、副交感神経が優位になる傾向がある。寝すぎると副交感神経が働きすぎて、免疫力が下がってしまうので、7時間くらいがベスト。
冬
日の出
午前7時ごろ
起床
冬は交感神経が優位なので、睡眠時間は8～9時間が理想
午後11時ごろ
就寝
冬は寒さなどもストレスとなり、交感神経が優位になりやすいため、夏よりも少し長めに睡眠時間をとるとよい。

知っておこう

一晩の徹夜で10歳老ける

12人の看護師の、深夜勤務前後の白血球数を調べた調査では、徹夜の勤務後は、平均でリンパ球が約10%減少し、顆《か》粒《りゅう》球《きゅう》が約10%も増加していました。これは、実年齢よりも10歳も上の年代の平均値に匹敵します。

免疫力を高める睡眠術

あお向けになり、低めの枕を使うと質のよい睡眠がとれる

寝具・寝室の工夫

☑ 窓から朝日が入るようにする

寝室をレースカーテンにしたり、ブラインドを開けておくなどして、日の出とともに太陽の光を浴びられる環境にする。朝になると同時に自然と交感神経が働き、活動モードになる。

☑ 電気をすべて消す

寝室を真っ暗にすることで、安眠に導く副交感神経が働きやすくなる。夜中にトイレに起きる場合なども、明るい光を直接見ないようにすると、その後もスムーズに寝られる。

☑ 硬めの布団と低めの枕を使う

ちょうどよい高さの枕を見つけられない場合は、タオルやバスタオルを折りたたんで、ちょうどよい高さになるように調整し、枕代わりにするとよい。

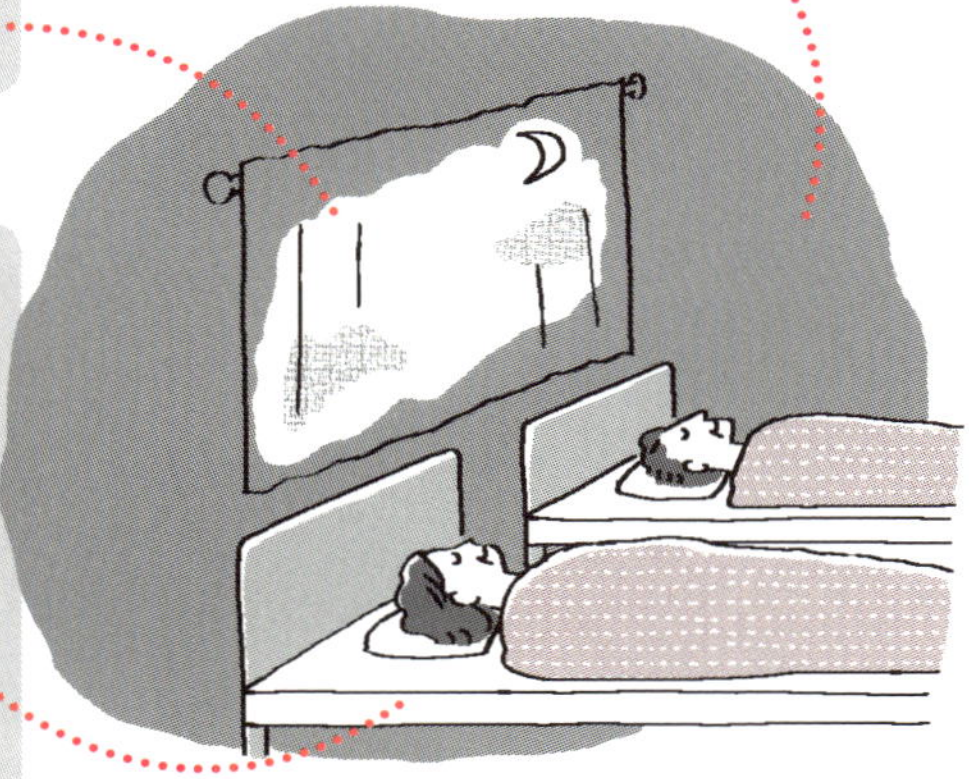

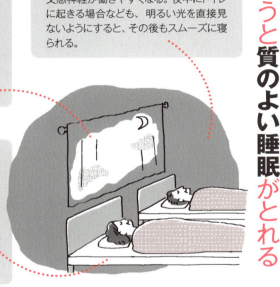

目をつぶるとすみやかに睡眠に入り、トイレ以外に目が覚めることなく、朝はすっきりと目覚められる……。こうした質のよい睡眠がとれるように、あお向けに寝ることをおすすめします。

横になったりうつ伏せに寝ると、肺やお腹が圧迫されて、深い呼吸ができません。その点、**肺やお腹が上になるあお向けなら、深い呼吸ができ、ぐっすりと眠れるため、免疫力が上がります。**あお向けに寝るには、低い枕がおすすめです。高い枕を使うと、首が折れるようになり、脳や肩への血流が悪くなります。布団は、いわゆる〝せんべい布団〟のほうが、背骨のカーブを保ちやすく、体の負担が少なくなります。

なお、いびきのひどい人は、深く眠れません。病気が隠れていることがあるので、一度受診しましょう。

就寝前の過ごし方

☑ 入浴して体温を上げる

日中は忙しく、交感神経が働きすぎていた人も、入浴によって副交感神経を働かせると、体が睡眠モードに切り替わりやすくなる。ただし、お湯が熱すぎると交感神経が働いてしまうため、ぬるめの湯にする（P64参照）。

☑ 明るい照明を避ける

光は交感神経を刺激してしまうため、寝る前に強い光を浴びると、リラックスして眠ることができなくなる。寝る30分前くらいからは、間接照明を使ったり、照明の光を少し落とすなどして、副交感神経が働くようにするとよい。

眠りにつくときの姿勢・呼吸

☑ 布団の中で腹式呼吸を5回する

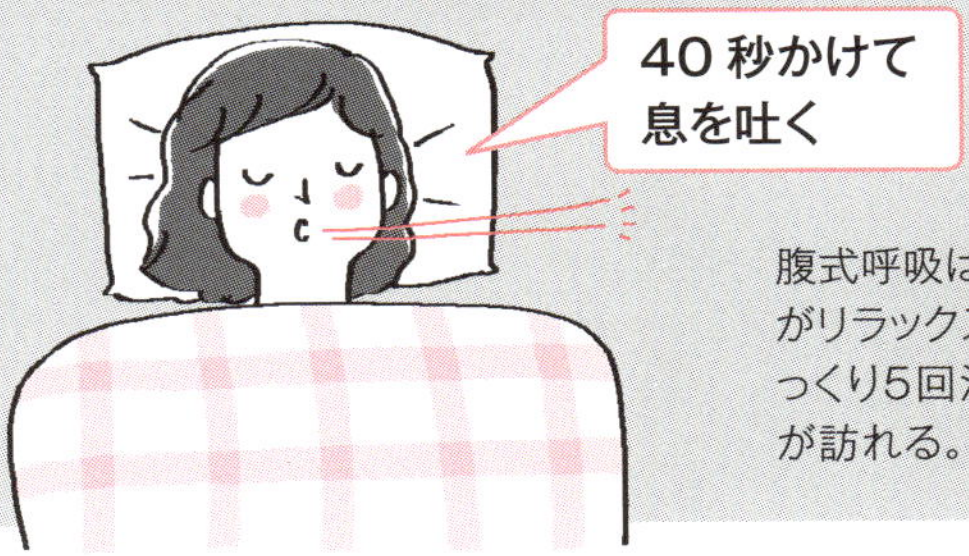

腹式呼吸は副交感神経を優位にして、心身がリラックスする（P57参照）。寝る前にゆっくり5回深呼吸をすると、心地よい眠気が訪れる。

☑ あお向けに寝る

あお向けに寝ると、自然と呼吸が深くなる。また、普段姿勢が悪い人は、猫背が治るなどのメリットがある。

☑ 鼻で呼吸をする

眠るときの口呼吸は浅くなりがち。あお向けになると鼻呼吸をしやすくなり、酸素をたくさん取り込める。

！ 目覚まし時計の音量は小さめにする

朝は、目覚まし時計のけたたましい音で飛び起きる、という生活をしている人は少なくない。しかし、突然の大音量は一気に交感神経を緊張させるため、体への負担が大きい。自然のリズムに合わせて日の出とともに起きるのが一番だが、目覚ましを使う場合は、余裕をもってセットし、小さめの音で起きられるようにしよう。

特効ルール　生活

喫煙者は1日5本以内に減らす

喫煙者は肩身が狭くなってきた昨今ですが、やめようとは思ってもやめられない人も多いものです。禁煙がベストですが、禁煙すると強いストレスになる場合は、1日5本以内を目安にしましょう。

煙草は、1日5本以内ならば、リラックス効果をもたらすこともある

喫煙は、“百害あって一利なし”といわれます。

ただ、まったくメリットがないわけではありません。煙草に含まれるニコチンという成分には、副交感神経を刺激して、免疫力を高める作用があります。仕事の合間などに一服すると、一時的にリラックスできるのは、このためです。ニコチンは、認知症の予防作用もあるという研究もあります。

しかし、百害があるのも確かです。ニコチンを常用していると、脳の働きが悪くなるといわれます。ニコチンは副交感神経を刺激しますが、タールという成分は、交感神経を刺激します。さらに、発がん物質も多く含まれます。

ニコチンのリラックス効果を得て、ほかの害をできるだけ少なくするには、多くても1日5本以内であることを覚えておきましょう。

煙草の主な成分と作用

ニコチン

・1日5本以内なら、副交感神経を刺激して、免疫力を高める
・依存性がある

ベンゾピレン　**タール**

・交感神経を刺激して、顆《か》粒球《りゅうきゅう》が増え、免疫力が下がる
・発がん性がある

少量の煙草には多少のメリットがあるが、それ以上に悪影響が大きいことを忘れてはいけない。自分自身で禁煙できないときは、保険が適用される禁煙外来を受診するのも選択肢のひとつ。

禁煙すると健康面以外のメリットもある

メリット 1
食事がおいしくなる

煙草をやめると、味覚が敏感になり、食事をおいしく感じるようになる。旨味などの繊細な味も感じやすくなるため、自然と薄味が好きになる人が多い。

メリット 2
外食時のお店選びに困らない

最近では禁煙の飲食店が増え、喫煙者は煙草を吸えるお店を探すのもひと苦労。禁煙すれば、気兼ねなく好きなお店に入れるし、非喫煙者に気をつかうこともない。

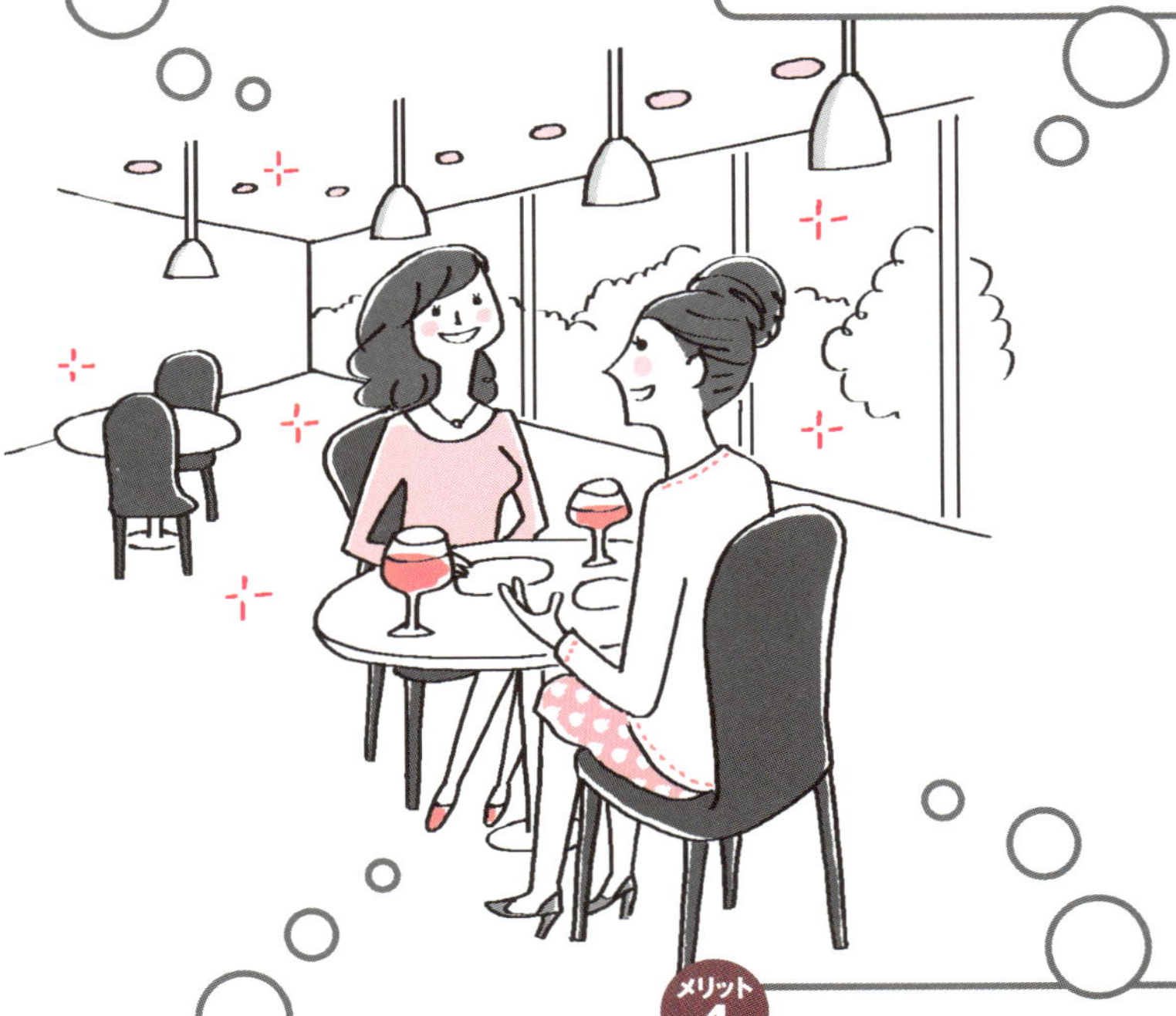

メリット 3
部屋の壁が汚れない

喫煙者の部屋の壁や家具は、煙草のヤニで黄色く汚れ、べたべたになり、臭いもしみついてしまう。煙草をきっぱりやめれば、お気に入りの家具や部屋をきれいな状態で保てる。

メリット 4
時間やお金の節約になる

煙草の価格は上がる一方。1日1箱吸っているヘビースモーカーの場合、1年で約14万円の節約になる。また、仕事中の一服の時間がなくなれば、時間も効率的に使える。

特効ルール　生活

月に一度くらいは体に悪いことをする

免疫力アップのために、日ごろ気をつけておきたいことはたくさんありますが、気にしすぎるのはかえってよくありません。たまにはハメをはずして〝体に悪いこと〟をするのも、生活の糧になります。

ルールに固執するのは、大きなストレスに。例外を認めて心にゆとりをもつ

ときどきの刺激はプラスに働く

二日酔いになるくらい、思いっきりお酒を飲む

夜更かしをする

緊張感のある場所へ行く

好きなだけ肉を食べる

↓ 月に1～2度程度なら

体に適度な刺激となって、メリハリのある生活になる

たまに体に悪いことをして負荷を与えることで、リカバリーするために体の機能が活発になる。

完璧主義の人やまじめな人ほど、ストレスがたまりやすく、健康の問題を抱えてしまいがちです。

健康維持や免疫力アップのために、生活に注意することはもちろん大切です。しかしいつもは健康的な生活を送ったうえで、たまには〝体に悪いこと〟をするのも、バランスのよい生活には必要です。

「○○せねば」「××は絶対ダメ」と、自分で自分を縛ってしまうと、ストレスになってしまいます。月に1～2度くらいは、深夜まで楽しく飲んだり、おいしいものをお腹いっぱい食べるなど、思いきり楽しんでしまいましょう。

Dr.安保の健康術！

健康診断よりも体の声に耳を傾ける

かつては私も定期的に健康診断を受けていましたが、現在の免疫学理論にたどりついてからは、受けていません。健診結果をドキドキしながら待つときの大きなストレスを考えると、普段の生活を気をつけるほうがよいという考えからです。

健康診断を受けていたころの自分

病気が見つかることへの恐怖

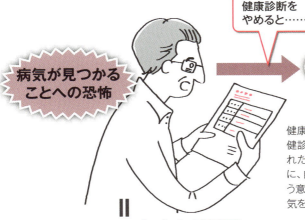

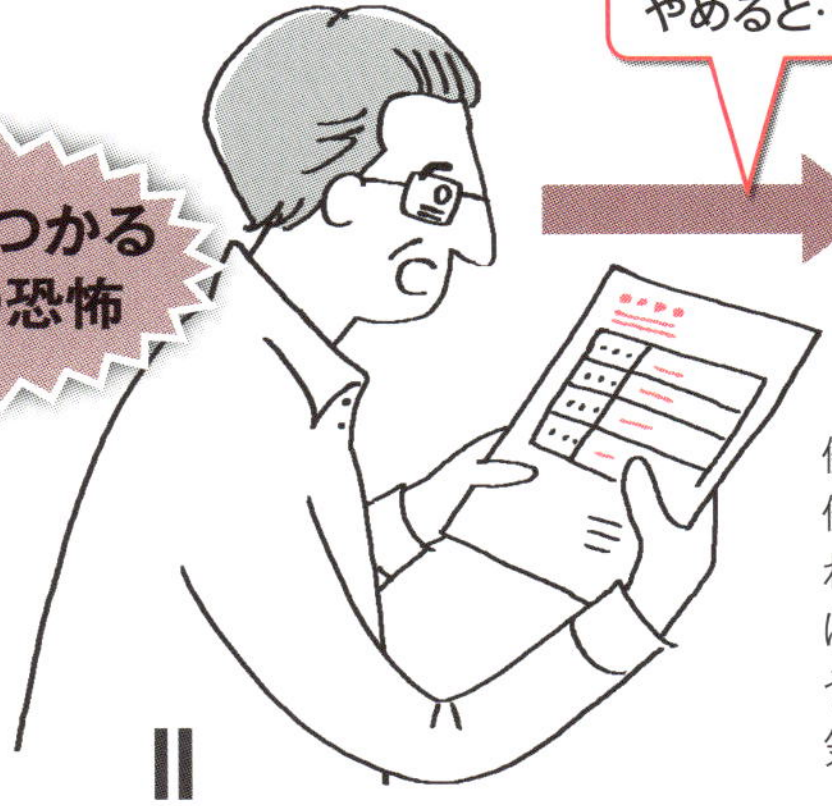

健康診断をやめると……

健康を保とうとする意識が高まり、免疫力がアップ

健康診断を受けるのをやめたことで、健診結果への不安や恐怖から解放された。また、健診を受けない代わりに、自分の体調は自分で管理するという意識が強くなり、生活にもより一層気をつけるようになった。

||

大きなストレスで免疫力が低下

Dr.安保のアドバイス

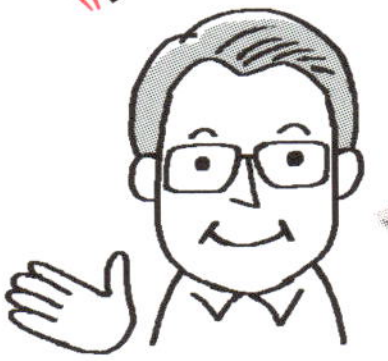

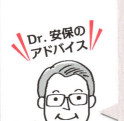

健康診断の結果に一喜一憂しすぎないようにしましょう

会社の規則で、健康診断が義務付けられているという人もいるでしょう。そのような場合は、健康診断の結果に一喜一憂しすぎないことが大切です。「要検査」などといわれると、「もうおしまいだ」などと考えてしまいがちですが、現在は、技術の進歩によって、がんの前段階までも見つけられてしまいます。ストレスが何よりの敵ですから、気を落としすぎず自分の免疫力を高める生活を送りながら、主治医と相談して対処していきましょう。

また、異常がなかった人も、今後も健康を保つために、日々、体調管理に気をつけ、免疫力を高める生活を心がけるとよいでしょう。

特効ルール 生活

薬は必要最小限にして自然治癒力を高める

痛みや発熱などの症状が現れたときは、薬に頼る人が多いでしょう。しかしほとんどの症状は、免疫の力で克服できます。薬は、自然治癒力をかえって阻害することもあるので、使用には十分注意が必要です。

痛みや腫れ、発熱などの症状を薬でとめると、かえって回復が遅くなる

病気や痛みなどの原因の多くは、ストレスによる血流障害です。交感神経優位の状態になり、血管が収縮して、血液の流れが滞ります。健康なら、リンパ球の免疫力によって自然治癒するのに、ストレスが強い状態だと、血流が悪く、リンパ球が少ないために治りきらず、さまざまな症状が出てきます。

薬には、血管を収縮させる作用のあるものが少なくありません。血流障害で病気になったのに、このような薬を使えば、回復が遅れるどころか、悪化することもあります。

特に注意したいのは、消炎鎮痛薬や、解熱剤、胃腸薬、睡眠薬などです。関節の痛みなどで消炎鎮痛薬を長く飲んでいると、いつまでたっても治りません。発熱するのは、リンパ球が病原体と闘っているからです。解熱剤で熱を下げてしまうと、闘うことができなくなります。

筋肉痛は休養が第一

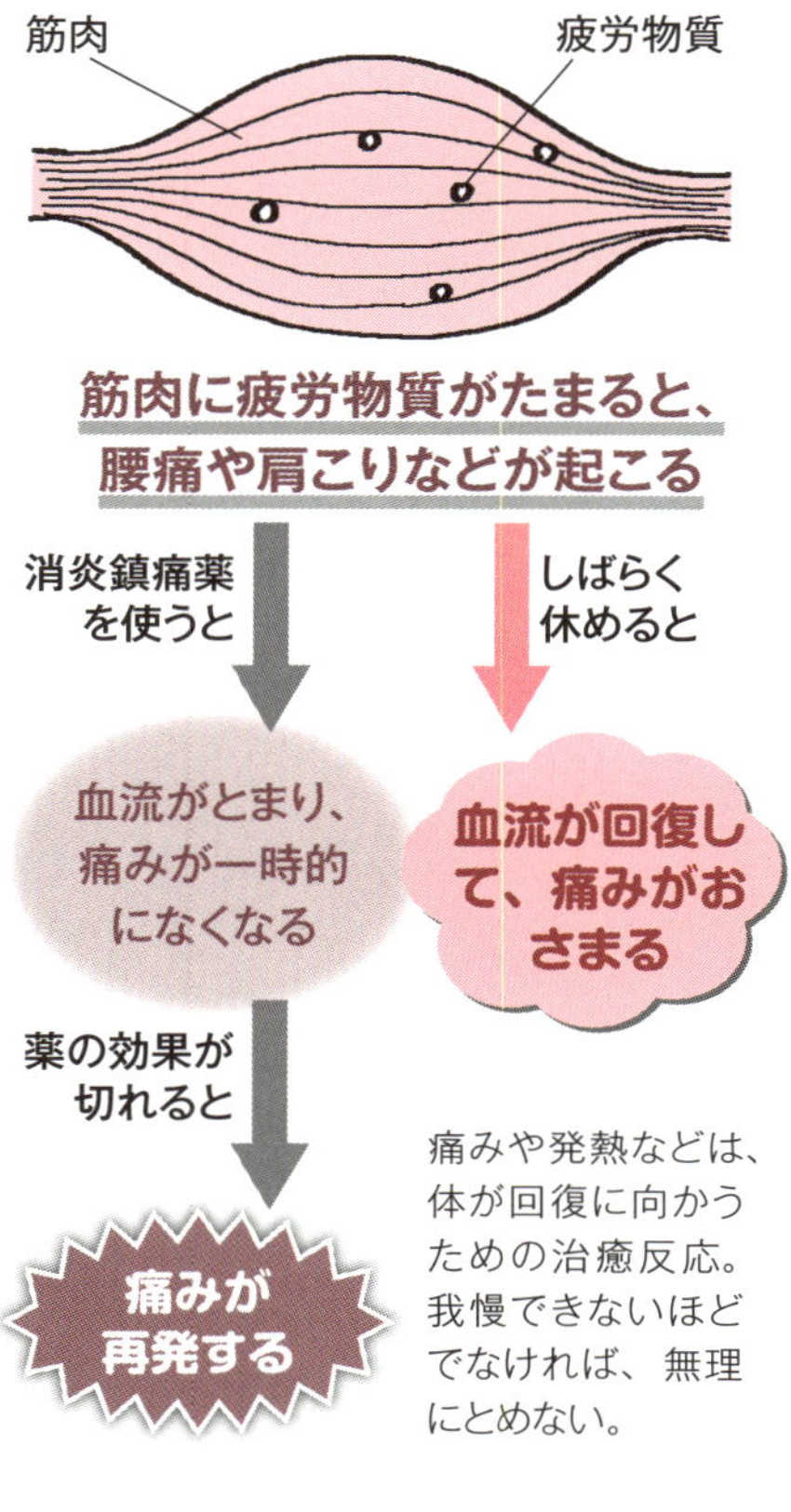
筋肉
疲労物質
筋肉に疲労物質がたまると、腰痛や肩こりなどが起こる
消炎鎮痛薬を使うと
血流がとまり、痛みが一時的になくなる
薬の効果が切れると
痛みが再発する
しばらく休めると
血流が回復して、痛みがおさまる

痛みや発熱などは、体が回復に向かうための治癒反応。我慢できないほどでなければ、無理にとめない。

高熱や強い痛みには薬を服用し、おさまってきたら徐々に服用を中止する

必要に応じて薬を服用する

- ✓ 病気のなりはじめで急激に症状が現れている
- ✓ 高熱が続き、体が負けそうになっている
- ✓ 我慢できないほどの強い痛み

上記のような場合は、薬が有効。ただし、ずっと使い続けるのではなく、症状が落ち着いたら服用をやめることが大切。

↓

薬を服用し、4週間かけて徐々に量を減らしていく＊

- **1週目**　薬の量を半分に減らす
- **2週目**　異常がなければ、さらに半分に減らす
- **3週目**　さらに半分に減らす
- **4週目**　さらに半分に減らす

病気の急性期で、我慢できないほどの痛みがあったり、高熱でぐったりしているような場合は、薬が必要になります。痛みが強いと、それがストレスになってしまうので、我慢できる程度におさまるまでは薬を使います。高熱の場合も、体力が失われるので、やはり薬が必要です。

急性の症状がおさまったら、薬を徐々にやめて、免疫力を高めます。

知っておこう

生活習慣病の薬は慎重に

高血圧や糖尿病、脂質異常症などの原因は毎日の生活にあります。薬を使う前に、まずは生活を見直すことが大切です。血圧や血糖などの値は個人差があり、一律に薬を使って下げても、必ずしも効果的とはいえません。主治医と相談したうえで、薬の服用は慎重に検討しましょう。

＊医師から処方されている薬の場合は、主治医に相談したうえで、減薬する。

薬を使う前に生活の工夫で対処しよう

消炎鎮痛薬

使わずに対処!

痛みのある部位や体を温める

肩や腰などの筋肉の痛みは、温めて血流をよくすることが回復を早めることにつながる。胃痛なども、その部位の血流が悪くなっているのが原因なので、体を温めて安静に過ごそう。

解熱剤

使わずに対処!

水分を補給しながら、汗をかく

風邪をひいたときなどに、解熱剤を使って熱を無理矢理下げてしまうと、血流が低下してリンパ球の働きが悪くなり、体は細菌やウイルスと闘えなくなってしまう。発熱したときは、体を冷やさないようにして安静に過ごす。

睡眠薬

使わずに対処!

腹式呼吸でリラックス

依存性があるため、長く使い続けると、睡眠薬なしでは眠れなくなってしまう危険性がある。安眠の工夫で、眠りにつけるようにしよう。

P56参照

便秘薬・下痢止め

使わずに対処!

・食物繊維をとる
・ストレスを解消する

便秘や下痢は、食事の工夫で腸内環境を整えたり、ストレスをこまめに解消して自律神経の乱れを防ぐことで、解消できる。下痢は体が毒素を出そうとする反応なのでとめない。

P18、58参照

抗生物質

使わずに対処!

体を温めて免疫力を高める

抗生物質をむやみに使い続けると、いざというときに薬が効きにくい体になってしまう。抗生物質を処方されたら、本当に必要かどうか、医師に確認してみるのもよい。

マメ知識 漢方薬は苦味が効く

現代医療の主流である西洋医学の薬は、現れた症状を抑えることを目的としています。それに対して漢方薬は、体内のバランスを整えて、免疫力を高めることが目的です。

漢方薬を口にすると、たいていは「苦くてまずい」と感じます。すると体は毒だと判断して、副交感神経を働かせ、毒を排出させようとします。このとき、体にたまった老廃物や毒素が一緒に排泄されるので、体の内側から、健康を取り戻すことにつながります。

自力で改善しない場合は、免疫力を高める治療を実践している医師を探す

自分の免疫力を信じて、薬にはなるべく頼らないことは大切ですが、症状が改善しない場合、やはり医師の客観的な判断を仰いでおきます。

ただ、医師選びは慎重にしたほうがよいでしょう。西洋医学ばかりにどっぷりつかった医師だと、検査データだけで判断して、薬を大量に渡すこともよくあります。

そこで少なくとも、免疫のことや自然治癒力についてよく理解している医師を探してください。ポイントは、自然治癒力を重視する、東洋医学をよく理解しているか否かです。

東洋医学を勉強したというのに、**データばかり見て、患者を診ない医師や、話を聞いてくれない医師、「手術しないとよくならない」などと脅したり、「こんな生活をしてたからいけないんだ」と怒る医師などは、避けたほうがよい**でしょう。

免疫力を高める治療を行う医師の見つけ方

STEP1　東洋医学的な考えをもっている医師を探す

作戦1

行こうと思っている医療機関のホームページをチェックする

これから受診しようと思っている医療機関のホームページなどを見ると、その施設や、診療する医師の考え方などをある程度調べることができる。

作戦2

日本自律神経免疫治療研究会のホームページから調べる

日本自律神経免疫治療研究会のホームページでは、免疫力に対して安保先生と同じような考えをもっている医療機関を調べられる。

http://immunity-club.com/

STEP2　自分の話に耳を傾け、励ましてくれる医師を選ぶ

何より大切なのは、自分が心を開いて信頼できる医師であるかどうか。実際に会ってみたときの、自分の気持ちが大切。

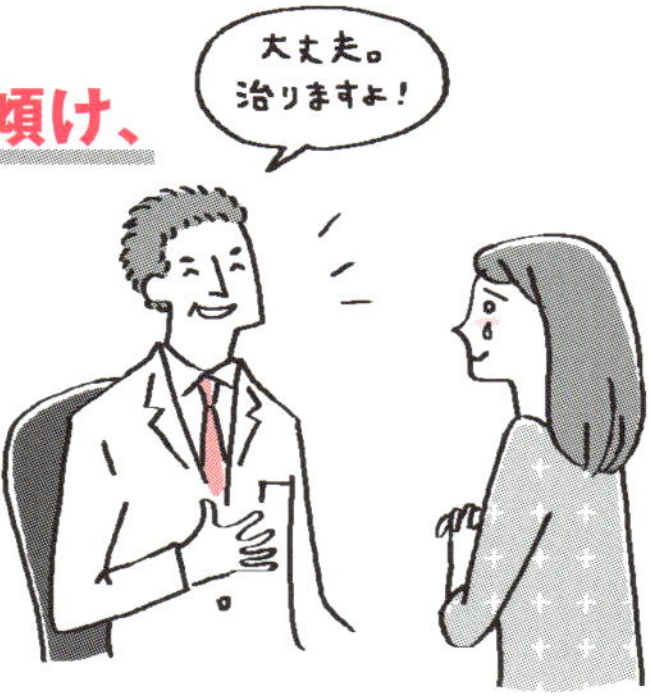

Dr. 安保の1日に密着！

免疫力を上げる生活のヒントを見つけよう

PART1では、免疫力を上げるためのたくさんのルールを紹介してきました。これらを毎日、すべて実行することはできません。では、どのように取り入れていけばよいのでしょうか。安保先生の生活をのぞいて参考にしましょう。

起床 5:00

草むしり、ゴミ捨て

Point

家事をすることで、体がほぐれる

朝は草むしりやゴミ捨てなどの家事をして体を動かすと、筋肉がほぐれ、体も温まります。洗濯や料理なども効果的。

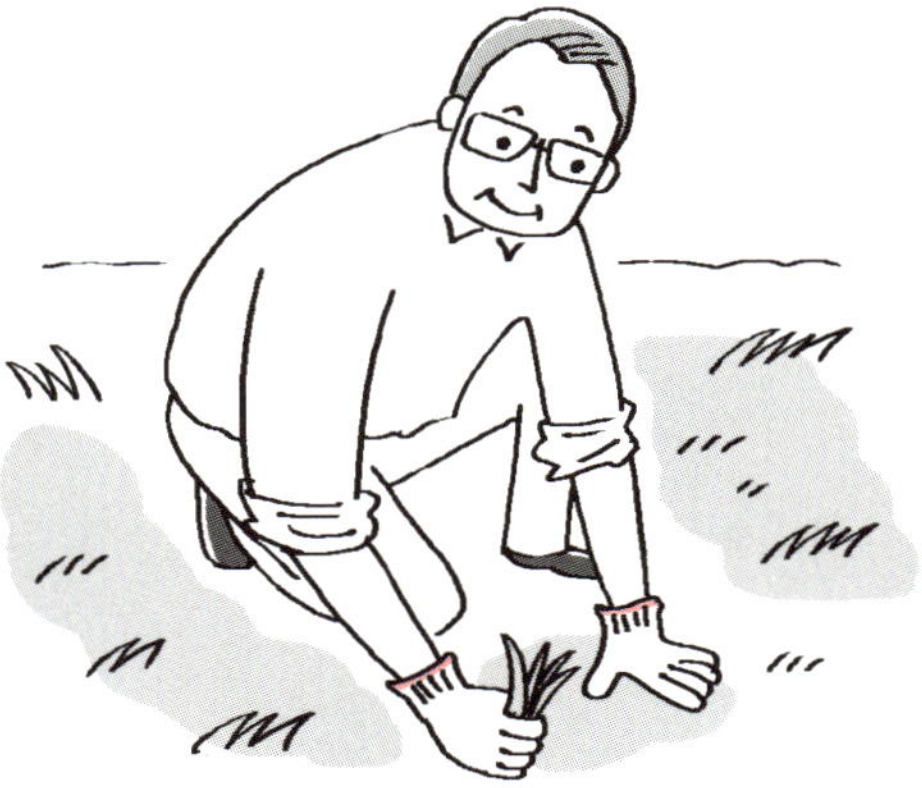

外に出て日光を浴びることで、体が活動モードになります。

運動①

散歩、股割り体操（P40参照）、ラジオ体操（P37参照）

朝は、日の出とともに余裕をもって起きるため、1時間の散歩が日課。散歩の途中で、股割り体操やラジオ体操を行います。

Point

調子がよいときはダッシュも行う

体調がいい日は、散歩の途中で60ｍほどのダッシュを何本か走ることもあります。

天候が悪いときは外に出ない

気圧が低く、体が重い日や、強い風雨の日は無理に外には出ず、室内でラジオ体操を行ったりします。

朝食 7:00

メニュー

玄米（茶碗に半分）、みそ汁、納豆、漬物、果物

事務所に出勤

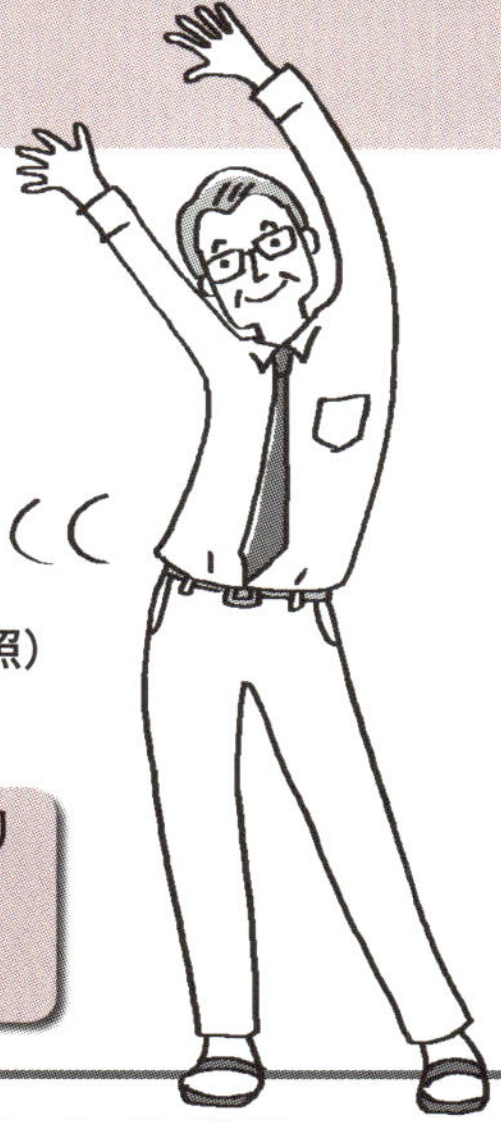

運動②

8の字体操（P36参照）
体をゆする体操（P38参照）

昼食 12:00

前日の夕食の残りなどをお弁当にして持参

Point

体がこわばってきたら、ほぐす

仕事中に座りっぱなしだと、体がこわばってくるため、体をゆする体操や8の字体操をして、体をほぐしています。

パソコン作業は4時間以内

パソコンを使って作業するときは、眼精疲労がたまりすぎないよう、1日4時間以上は控えています。

退勤 17:00

運動③ **週2回のバッティングセンター**

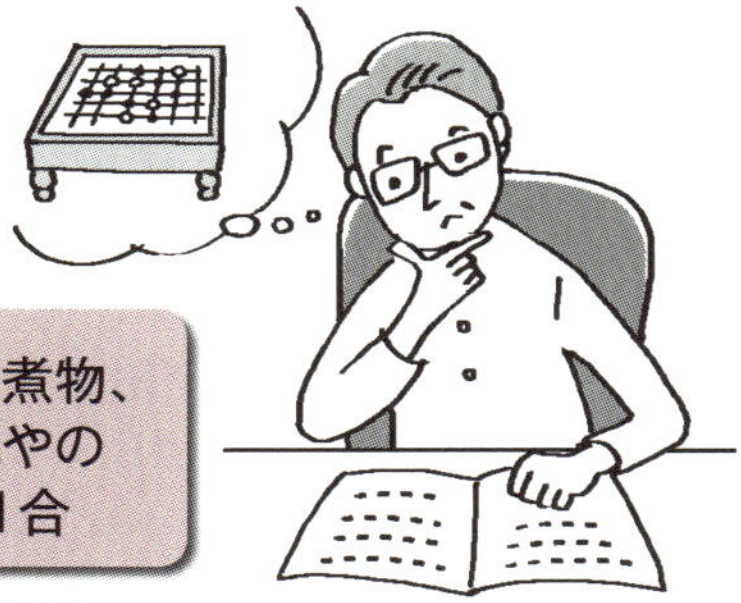

夕食 18:00

メニュー
焼き魚、野菜の煮物、珍味（いかやほやの塩辛）、日本酒1合

入浴

体が冷えていないので、普段は週2回ほど

Point

ストレスがたまったら、気分転換をする

私は囲碁が好きなので、囲碁の問題集を解いたり、懐メロを聴くのが、ストレス解消になっています。

就寝 21:00

Dr. 安保からのアドバイス！

無理なく免疫力アップの生活を送るために

免疫力アップのための食事や運動などのポイントを紹介してきましたが、免疫力を上げるために何より大切なのは、ストレスをためないことです。これらのルールを実行に移すことがストレスになってしまっては、意味がありません。安保先生が教える、無理なく実践していくための3つのコツをご紹介しましょう。

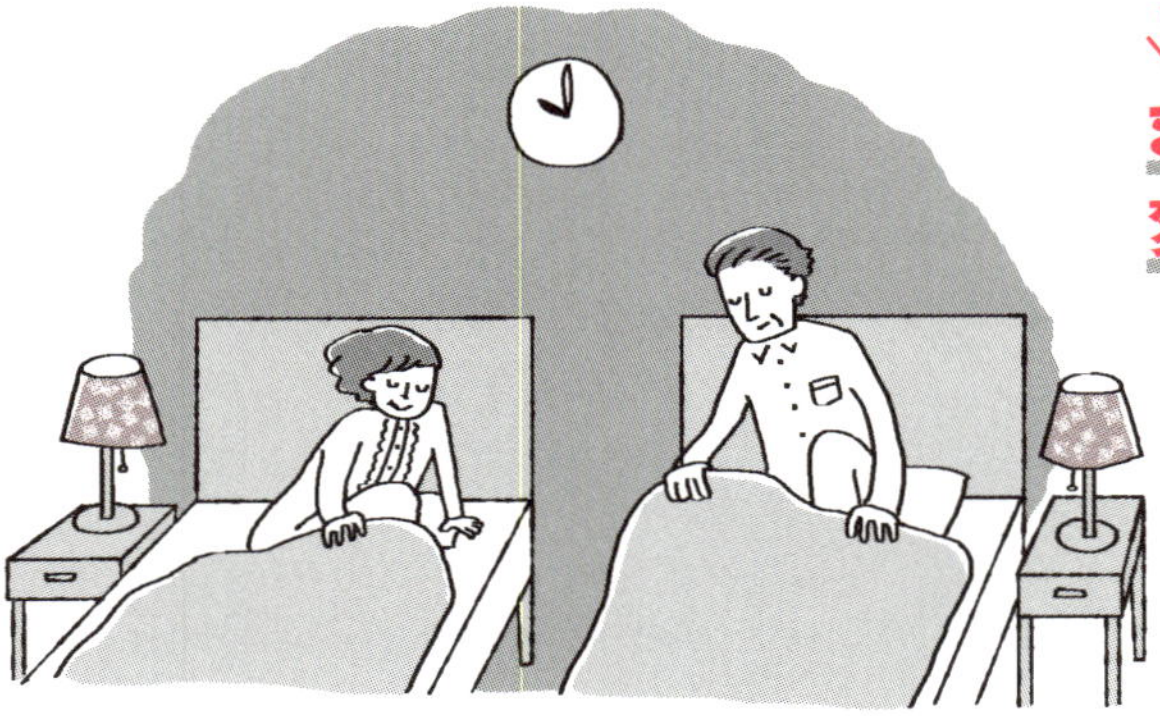

実践のコツ1

まずは週末だけ生活を変えてみる

平日は仕事で余裕がないという人は、まずは、週末に疲れた体をゆっくりと休め、リセットする気持ちで、食事に気をつけてみたり、生活リズムを整えましょう。

実践のコツ2

絶対的なルールを作らない

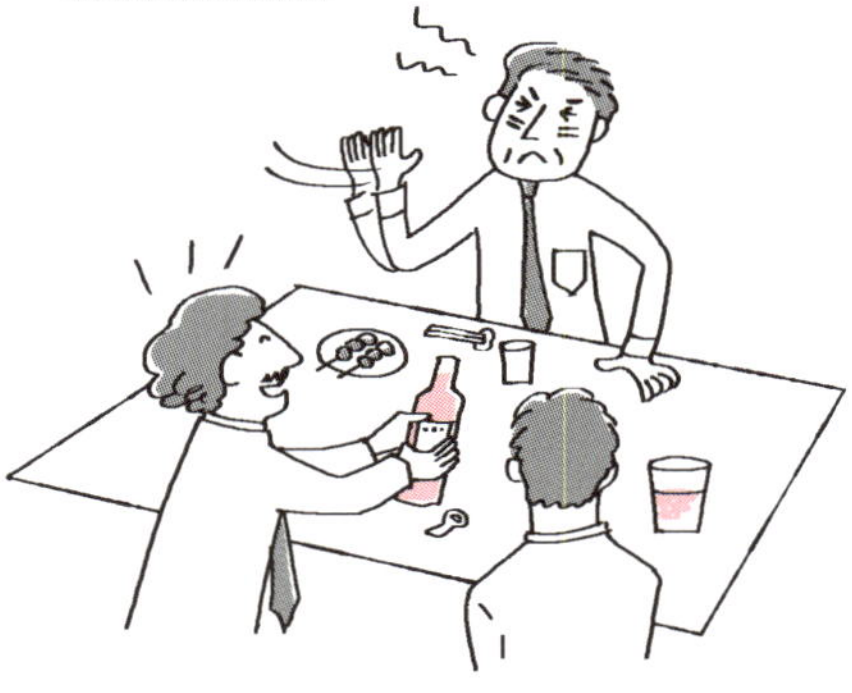

必死にルールを守ろうとすると、それが大きなストレスになりますから、ときにはルールを気にせず、ハメをはずしましょう。

実践のコツ3

趣味や気分転換がストレスになっていないか振り返る

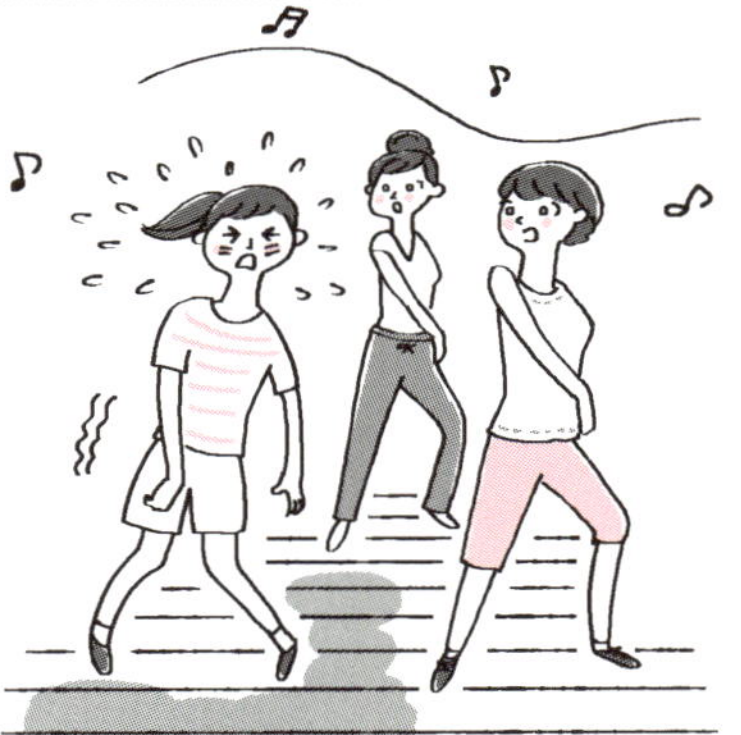

ストレス解消のためと趣味を無理して続けていることもあります。心から楽しめるものを見つけましょう。

あなたの免疫力は
下がっているかも!?

PART 2

自分の体の状態を知ろう

セルフチェックでわかる!

免疫力の低下に気付くことが、健康を保つ第一歩

「免疫力」は目で見てわかるものではありませんが、免疫力があるかどうかを調べる簡単なチェックがあります。もし、免疫力が低下していることがわかったら、さらにその原因を調べて、自分にあった対処法を知ることが大切です。

STEP1 免疫力がしっかりあるかどうかを調べる

調べるには?

88～89ページでcheck!

免疫力が低下していたら、STEP 2でその原因を調べる。免疫力がある人も、90ページ以降で自分のタイプを知っておくと、免疫力を保つヒントになる。

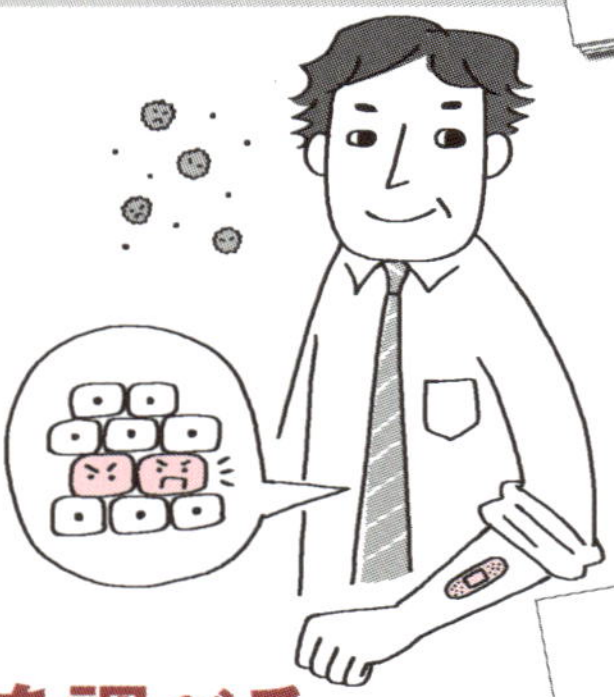

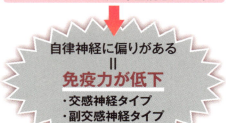

STEP2 免疫力が低下している原因を調べる

調べるには?

90～95ページでcheck!

免疫力が低下する主な原因は、自律神経のバランスが崩れること。体質や性格、日常生活などから、交感神経、副交感神経のどちらに偏っているかを調べられる。どちらが働きすぎた状態でも免疫力は下がる。

●免疫力低下の原因を知るには●

90～91ページで体質・性格をチェック!

＋

92～95ページで日常生活をチェック!

↓

自律神経に偏りがある

＝

免疫力が低下

・交感神経タイプ
・副交感神経タイプ

交感神経・副交感神経についてはP118参照

STEP3

自分に合った免疫力アップの対策を調べる

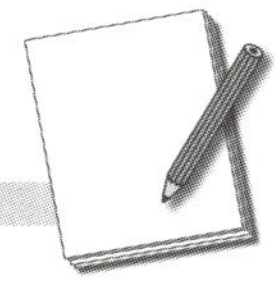

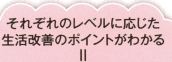

調べるには?

96～97、100～101ページでcheck!

交感神経、副交感神経のどちらに偏っているかわかったら、その偏りのレベルを調べよう。レベルに応じて、適切な対処法を知ることができる。

●低下した免疫力をアップさせるには●

交感神経優位タイプの人	副交感神経優位タイプの人
96～97ページで レベルをチェック!	100～101ページで レベルをチェック!

それぞれのレベルに応じた
生活改善のポイントがわかる
＝
自律神経が整って、
免疫力がアップ

もっと知りたい人は……

・エネルギーの使い方をチェック
➡P104へ

・天候と体調の関係をチェック
➡P106へ

免疫力が下がる原因には、エネルギーの使い方や天候なども関係している。余裕があるときはチェックしてみよう。

体の不調や日ごろの生活から免疫力低下の原因を探る

風邪をひいたときに、「最近疲れていたから、免疫力が下がっていたのかな」というようなセリフをよく耳にします。「風邪をひきやすい」というのも、免疫力低下のサインですが、風邪などのつらい症状が現れる前に、免疫力が下がっていることに気付いて、未然に防ぎたいものです。

PART2では、免疫力が低下しているか、また、日常生活などからその原因をチェックできます。例えば、交感神経の働きすぎが原因の場合は睡眠などの休養が大切ですが、副交感神経が働きすぎの人は、睡眠時間を長くすると、さらに自律神経が乱れ、免疫力は低下することに。適切に対処するためには、免疫力低下の原因を知ることが大切です。

体温と白血球の数が免疫力の指標

☑体温をチェックしよう

舌下で測る場合

□《チェック》 **36.4℃以下**

口にくわえて、舌下で測るタイプの体温計では、わきの下で測るより高くなる。

わきの下で測る場合

□《チェック》 **36.1℃以下**

わきの下で測る場合は誤差が出やすい。汗をふきとり、しっかりと挟んで測る。

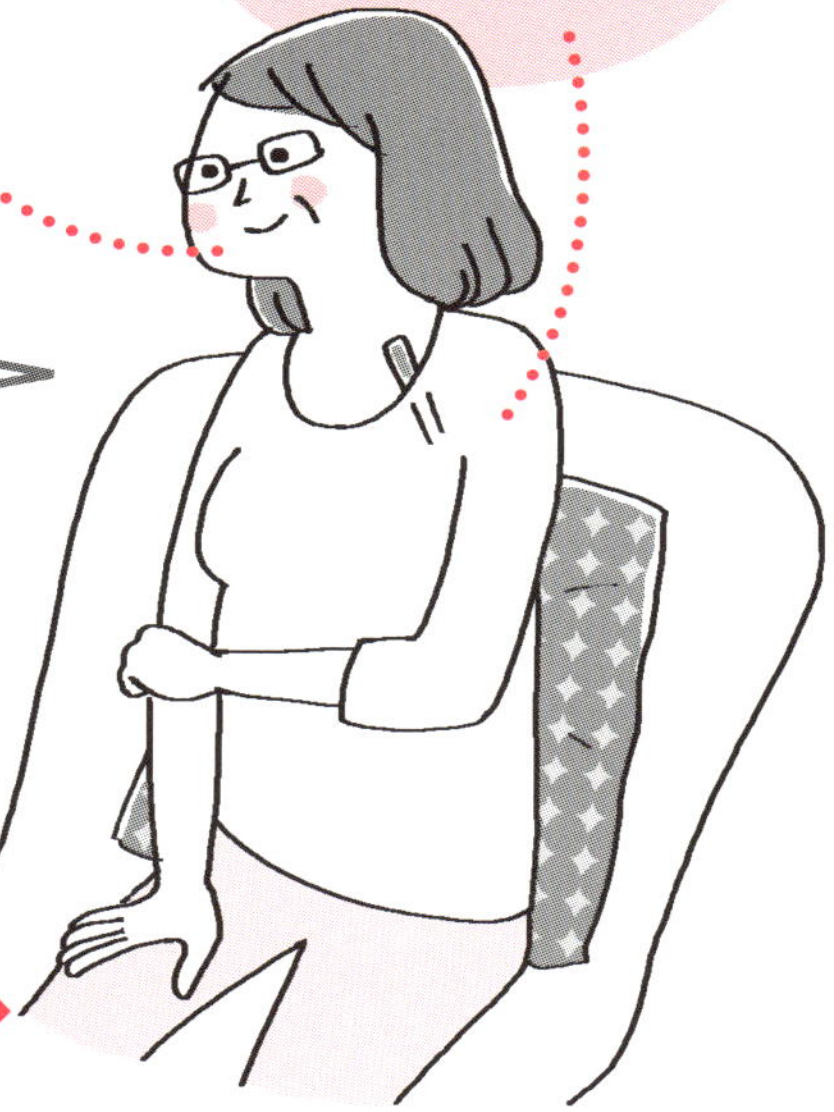

Point！

食事や運動、入浴の直後は避ける

どちらかに当てはまれば、免疫力低下のサイン

対策 P14、34 ～ 43、64 ～ 67 参照

免疫が下がっているときほど平熱は下がり、白血球は減る

免疫力を高めるためには、まず自分の免疫力の状態を知る必要があります。

免疫力を推し量るうえで最もわかりやすいのが、体温です。私たちの**生命活動に欠かせない酵素が働きやすいのは、体の深部体温が37・2℃、わきの下や舌下で測ると、およそ36℃のとき**です（上の図参照）。体温がこれより低い場合は、免疫力が低下しています。

また、免疫の要《かなめ》である白血球の数も免疫力の指標です。**白血球の数を調べるには、血液検査**を行います。

☑白血球の数をチェックしよう

☐《チェック》白血球数が4000/μℓ以下

体に入ってきた異物などを退治する白血球の総数が少ない場合は、免疫力が低下している。

【血液検査の結果】

検査項目		測定値
白血球数		3000/μℓ
血液像	リンパ球（Lympho）	1350/μℓ（45%）
	マクロファージ（Mono）	150/μℓ（5%）
	顆粒球《かりゅうきゅう》（・Baso ・Eosino ・Neutro）	1500/μℓ（50%）

どちらかに当てはまれば、免疫力低下のサイン

対策 PART1 参照

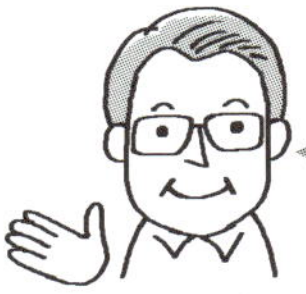

“白血球分画《ぶんかく》”を調べたいと伝えて血液検査をすると、これらの数値がわかります

☐《チェック》リンパ球比率が30%以下、もしくは50%以上

リンパ球が多すぎたり、少なすぎても免疫力が下がる。白血球の総数とリンパ球、マクロファージ、顆粒球の数値がわかれば、リンパ球の割合が求められる。

もっと詳しく!

体温とリンパ球が病気の発症に関わる

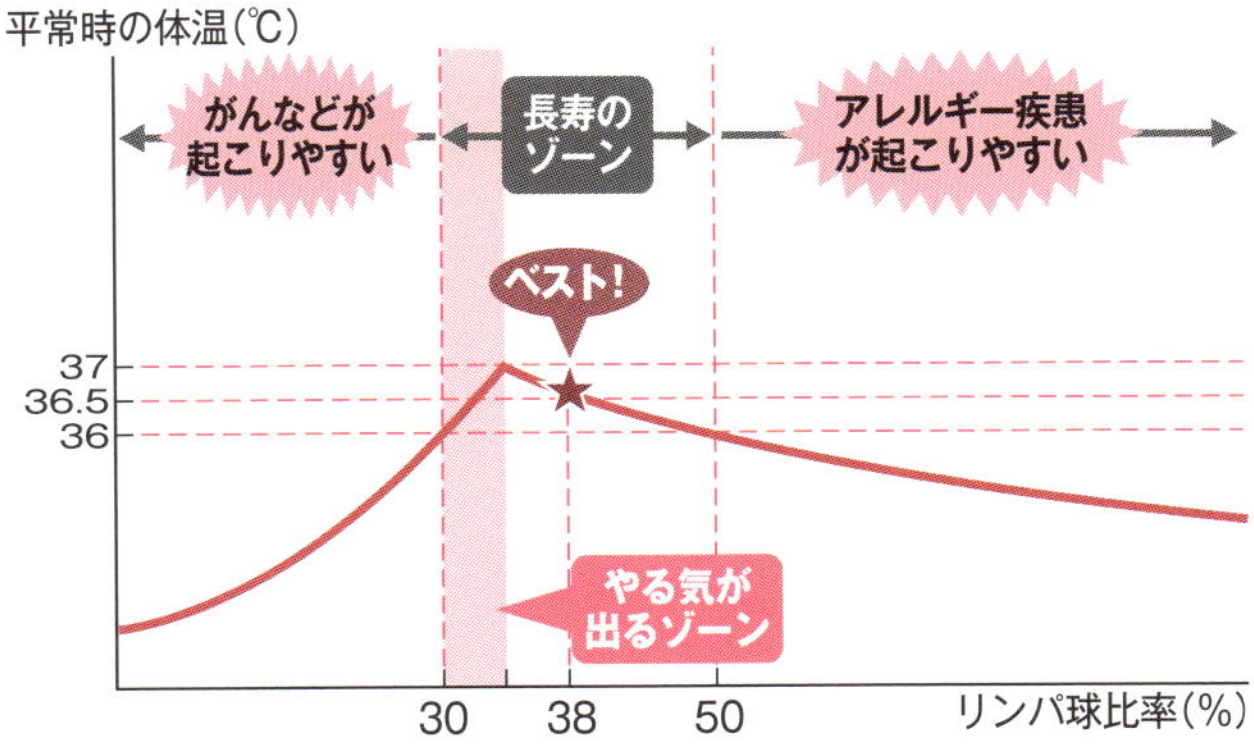

体温が36℃以下でリンパ球の割合が30%以下の場合は、免疫力が下がり、がんや糖尿病などさまざまな病気を起こしやすい。一方、リンパ球が増えすぎて50%を超えると、アレルギー疾患を起こしやすくなる。

マクロファージ、顆粒球についてはP114参照

自律神経の偏りチェック

生まれつきの体質や性格で自律神経のタイプがわかる

☑ A、B 当てはまるものをチェックしよう

A

計＿＿＿＿＿個

- チェック□ どちらかといえば肌の色が黒い
- チェック□ 筋肉質で体が引き締まっている
- チェック□ 体の冷えを感じることが多い
- チェック□ 口内炎やにきび、胃炎になりやすい
- チェック□ 便秘になりやすい
- チェック□ 何事にも熱中する
- チェック□ 喜怒哀楽が激しい
- チェック□ 悩みがちなほうだ
- チェック□ 他人の目は気にならないほうだ
- チェック□ 活動的な性格だ

活発な人と穏やかな人で、タイプが異なる

低体温で免疫力が下がっている人は、頑張りすぎて交感神経が働きすぎているタイプと、のんびりしすぎて副交感神経が働きすぎているタイプに分けられます。**低体温になっている原因によって、その対処も異なってくるため、自分がどちらのタイプなのかを知る**必要があります。

どちらのタイプに偏りやすいかは、生まれつきの体質や性格からも、ある程度わかります。それぞれのタイプの特徴である、上記のAとBどちらかがもう一方より4個以上多ければ、偏っている可能性が高まります。

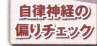

B

計＿＿＿＿＿個

- □《チェック》どちらかといえば色白なほうだ
- □《チェック》筋肉が少なく、ぽっちゃり体型だ
- □《チェック》体の冷えを感じることはあまりない
- □《チェック》あまり無理はしないほうだ
- □《チェック》下痢になりやすい
- □《チェック》アレルギー体質だ
- □《チェック》おっとりしていて穏やか
- □《チェック》深く悩むことは少ない
- □《チェック》他人の目を気にしがちだ
- □《チェック》物静かで落ち着いている

A がBより4個以上多い場合
交感神経が優位なタイプ
P96 のチェックに進む

B がAより4個以上多い場合
副交感神経が優位なタイプ
P100 のチェックに進む

A と B の差が 3 個以下の場合

□《チェック》体調に問題はない

↓ 当てはまったら

健康な状態

AとBの差がほとんどなく、体調もよいという人は、自律神経のバランスが整っていて、免疫力が保たれている。

□《チェック》体調がすぐれない

↓ 当てはまったら

自律神経が不安定な状態
対策 P50、56～61 参照

AとBの差がほとんどなくても、体調がすぐれない人は、自律神経が不安定で、免疫力が下がっていると考えられる。

自律神経の偏りチェック

普段の過ごし方で自律神経の乱れがわかる

☑ A、B 当てはまるものをチェックしよう

A

計＿＿＿＿＿＿個

- チェック □ 無理をしすぎて疲れることが多い
- チェック □ 食事は20分以内に済ませることが多い
- チェック □ 甘いものが好きだ
- チェック □ 定期的に服用している薬がある
- チェック □ 睡眠不足と感じることが多い
- チェック □ 動作が機敏で歩くスピードが速い
- チェック □ 肉料理や脂っこいものをよく食べる
- チェック □ 入浴はシャワーだけで済ませることが多い
- チェック □ いつも仕事に追われ、忙しく過ごしている

食事のとり方や入浴の方法で自律神経が乱れてしまう

生まれつきの体質や性格だけでなく、普段の過ごし方や食生活によっても、自律神経のバランスは乱れてしまいます。

例えば、副交感神経を働かせる入浴や睡眠の時間をしっかりとれていないと、交感神経が働きっぱなしの状態になります。また、早食いや肉食といった食生活では、副交感神経が働きません。

これらの**生活習慣は、自分の心がけ次第で改善できますから、偏りに気付いたら、直していくことが大切**です。

B

計＿＿＿＿＿個

- チェック □ 少し動くだけでも疲れる
- チェック □ 動作がゆっくりで歩くスピードも遅い
- チェック □ 食事は20分以上かけて食べることが多い
- チェック □ 野菜やあっさりしたものをよく食べる
- チェック □ 辛いものや酸っぱいものが好きだ
- チェック □ 入浴は湯船にゆっくりつかる
- チェック □ 薬はできるだけ飲まないようにしている
- チェック □ 忙しい生活は避けるように心がけている
- チェック □ 睡眠時間は十分にとっている

AがBより4個以上多い場合

交感神経が働きすぎている

P96のチェックに進む

BがAより4個以上多い場合

副交感神経が働きすぎている

P100のチェックに進む

AとBの差が3個以内の場合

自律神経が不安定な可能性がある

P91下段のチェックに進む

Dr.安保のアドバイス

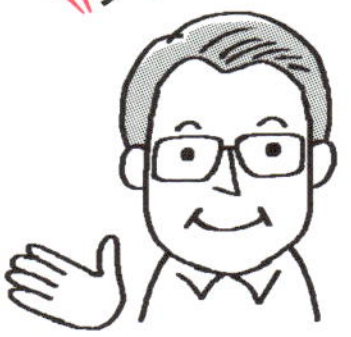

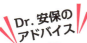

1年に一度くらいのペースでチェックしてみましょう

まわりの環境や精神状態によって結果が変わってくるので、1年に一度くらいはチェックするとよいでしょう。PART 1の特効ルールを実践しはじめてからも、自律神経の偏りが改善されてきているかを確認するために、これらのチェックを行ってみましょう。

自律神経の偏りチェック

鼻水も体調を確認するサイン

☑鼻水の状態をチェックしよう

☐《チェック》粘り気がある

☐《チェック》黄色っぽい色をしている

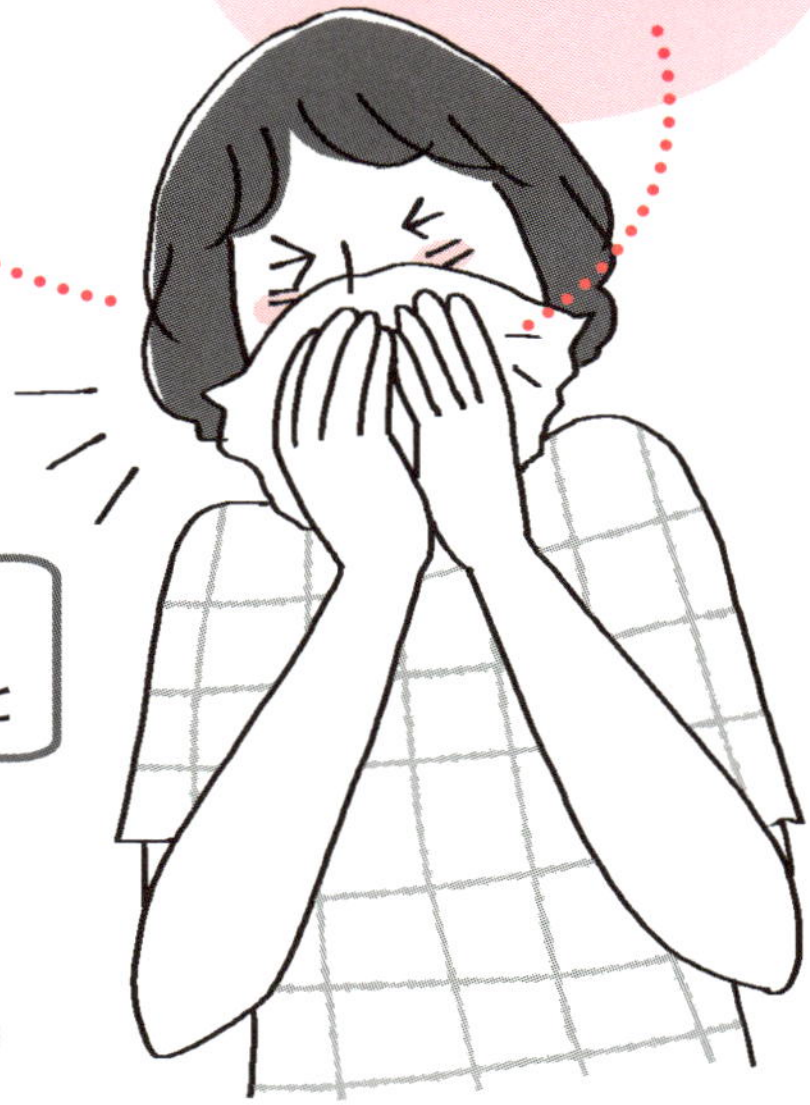

交感神経の緊張が続くと、粘り気のある鼻水が出る。それを抜け出すために副交感神経が働き、鼻の粘膜の血管が拡張すると、鼻づまりが起こる。

Point！

鼻をかみにくければ、粘り気があるということ

どちらかひとつでも当てはまれば、交感神経が働きすぎのサイン

P96 のチェックに進む

交感神経が働くと、鼻水は粘調になる

鼻水の状態からも、自律神経の偏りをチェックすることができます。副交感神経が働いているときには、分泌が促進されるため、サラサラの鼻水が出ます。一方、交感神経が活発になると分泌が抑制されて、粘り気のある鼻水が出てきます。粘り気の強い鼻水の黄色は、交感神経が働いて増加した顆粒球《かりゅうきゅう》です（P114参照）。

仕事や勉強に集中して**疲れがたまっているときは、交感神経が緊張して鼻水がドロッとしてくる**ので、**鼻水の変化に気付いたら、少し休憩を入れる**とよいでしょう。

もっと詳しく!

昼間の平常時の脈拍からコンディションを知る

脈拍の測り方

首の付け根
でも測れる
親指側の手首に
軽く指をのせる

Point!

運動の直後は避ける

脈拍は1分間測るのが基本。15秒間測ったら、4倍にして1分間の脈拍を求めることもできる。体を動かした直後は脈拍が増えるため、リラックスした状態で測る。

[1分間の脈拍と気分の関係]

□《チェック》80以上
とても気分がいい、もしくはイライラしている

□《チェック》75〜79
気が大きくなり、何でもできそうと感じる

□《チェック》70〜74
集中力が高まり、仕事がはかどる

□《チェック》65〜69
気分に左右されず、落ち着いている

□《チェック》60〜64
元気が出ず、やる気が起きない

□《チェック》55〜59
落ち込んで、お酒で気を紛らわせたくなる

□《チェック》50〜54
悲しく、つらい気持ちで、一人になりたいと感じる

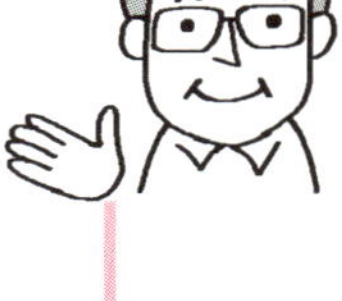

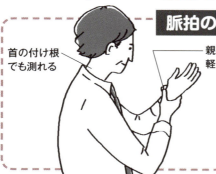

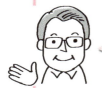

上記のような気分ではないのに、80以上もしくは54以下の場合は、自律神経が乱れているかもしれません

興奮したり、気分がよいときほど脈拍は増え、落ち込んでいるときほど脈拍は減る傾向があります。自分では興奮しているつもりはないのに脈拍が多い場合は交感神経が、落ち込んでいないのに脈拍が少なすぎる場合は副交感神経が働きすぎているかもしれません。

偏りのレベルをチェック

交感神経の働きすぎはがんを招く

☑交感神経の偏りレベルをチェックしよう

レベル1

□《チェック》**呼吸が短く浅い**

□《チェック》**なんとなく疲れていると感じる**

対策

● 深くゆったりと呼吸をする P56 参照

● 甘いものを少量とる P29 参照

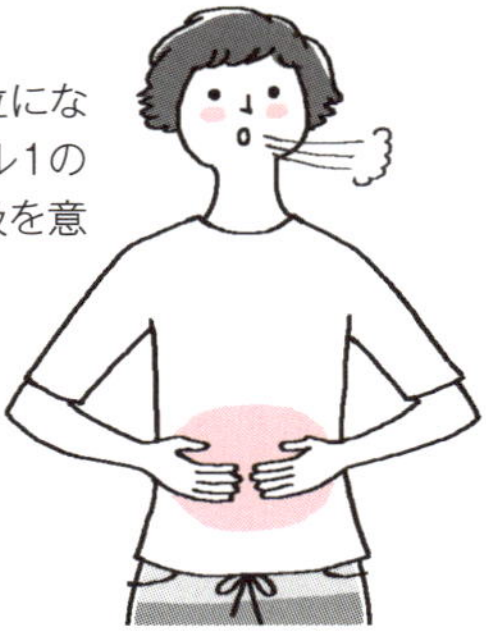

交感神経が優位になりはじめたレベル1の段階では、呼吸を意識したり、甘いものをとって休息を入れるだけで、回復することが多い。

レベル2

□《チェック》**腰や肩がこる**

□《チェック》**体が少し重く感じる**

対策

● 運動で体温を上げる P34 参照

● 体をゆすってこりをほぐす P38 参照

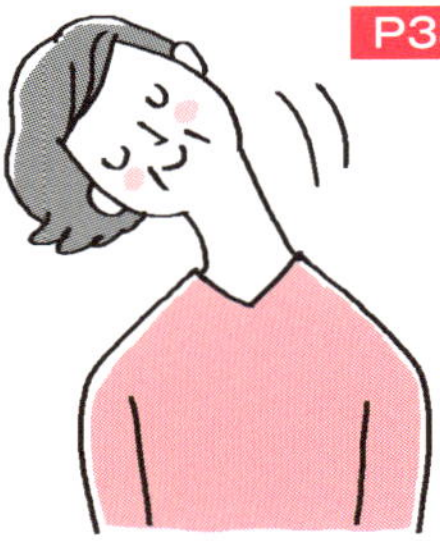

全身の血流が悪くなってきているため、運動や体をゆする体操で血流を改善して、体温を上げることが大切。

病気になる前のレベル3で食い止めることが大切

このページにたどりついた人は交感神経が働きすぎているために、免疫力が低下している人です。

交感神経優位の状態が続くと、呼吸が浅くなって、体が酸素不足になり、血糖値も下がります。さらに全身の血流も悪くなります。すると、**体は鉛のように重くなり、休んでも疲れがとれない**といった自覚症状が出てきます。

この状態が、上記のレベル3にあたります。このレベルまでで交感神経の働きすぎを改善しないと、さまざまな病気を招きます。

チェックの見方 複数のレベルのチェックに当てはまったら、高いほうのレベルが自分のレベル。ひとつでも当てはまったら、要注意。

レベル5

□ 極度の不眠で生活に支障をきたしている

□ 高血圧を指摘された

□ 胃潰瘍や十二指腸潰瘍と診断された

いつがんが起こってもおかしくない状態

対策

- できるだけ薬は使わない P78参照
- 副交感神経を働かせる食生活にする P10～33参照

交感神経が働きすぎたために病気になってしまった人が薬を使うと、さらに交感神経が活発になり、悪循環に陥る。極力、薬は使わず、生活習慣を改善することが大切。

レベル4

□ 肩、背中、腰が痛む

□ 口内炎ができやすい

□ 歯周病がある

□ 胃炎がある

□ 便秘がある

レベル3

□ 全身の筋肉がこる

□ 眼精疲労が強い

□ にきびなどができ、肌が荒れている

□ 耳鳴りがする

□ こむら返りが起こりやすい

□ 体重が減った、もしくは増えた

□ イライラして怒りっぽくなった

対策

- 入浴で体を温める P64参照
- 十分な睡眠をとる P70参照
- 爪もみで自律神経を整える P50参照

病気の一歩手前の状態。軽い運動などでは十分に体温を上げることができないため、入浴などで体の外から熱を与えることが必要。

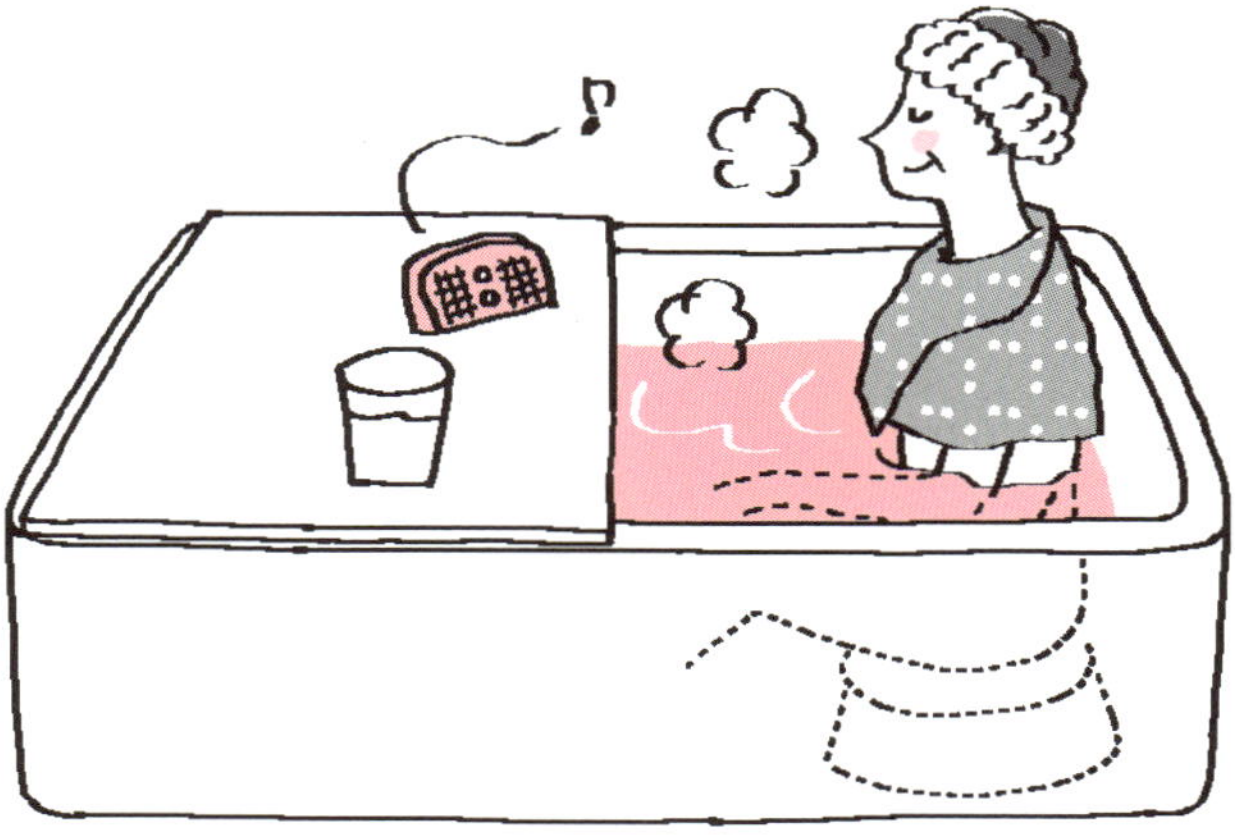

P96～97のレベルが高い人ほど要注意！

交感神経の働きすぎで体に起こる変化

1 顆粒球《かりゅうきゅう》の数が増える（P114参照）

●増えすぎた顆粒球は、活性酸素のもとになる●

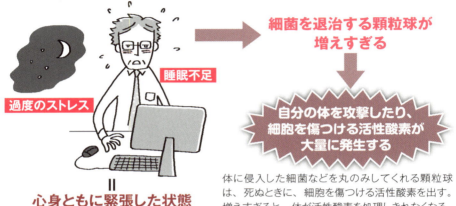

＝

心身ともに緊張した状態

→ **細菌を退治する顆粒球が増えすぎる**

↓

自分の体を攻撃したり、細胞を傷つける活性酸素が大量に発生する

体に侵入した細菌などを丸のみしてくれる顆粒球は、死ぬときに、細胞を傷つける活性酸素を出す。増えすぎると、体が活性酸素を処理しきれなくなる。

●顆粒球の増えすぎで起こる病気や変化●

☑がん　☑胃潰瘍
☑白内障　など

➡活性酸素によって細胞が傷つく

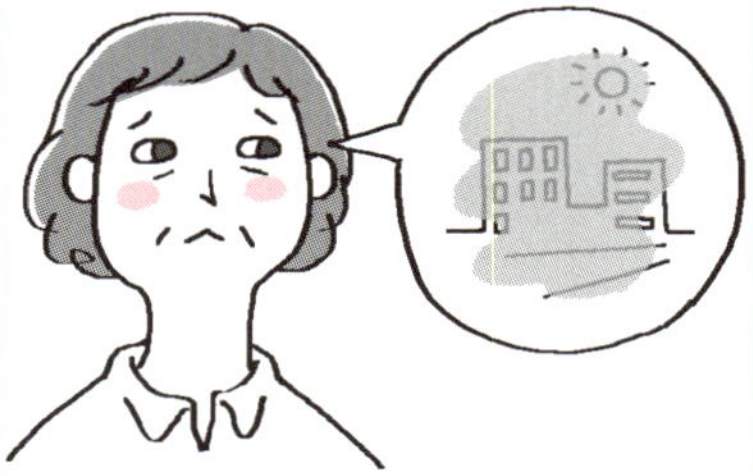

活性酸素が全身の細胞や胃腸の粘膜を傷つける。また、たんぱく質を変性させる作用があるため、目の透明な水晶体が濁る白内障の原因にもなる。

☑動脈硬化
☑しみ・しわ　など

➡活性酸素によって細胞が老化する

活性酸素は強力な酸化作用をもっているため、顆粒球が増えすぎて活性酸素が多くなると、血管や肌が老化する。

☑急性肺炎　☑急性虫垂炎
☑口内炎　☑にきび　など

➡顆粒球が増えすぎて炎症が起こる

上記は、体の一部が化膿することによって起こる不調や病気。顆粒球が増えると膿の原因になるため、これらの異常が起こりやすくなる。

2 ノルアドレナリンの分泌量が増える

●ノルアドレナリンの4つの作用●

交感神経が働いて、ノルアドレナリンというホルモンの分泌量が増える

→ 血管が収縮して血流が悪くなる

→ 排泄したり分泌する働きが低下する

→ 知覚が鈍る

→ 極度の緊張や興奮をもたらす

ノルアドレナリンは、脈拍を増やしたり、血圧を上げて体を活動モードにする。

●ノルアドレナリンの出すぎで起こる病気や変化●

☑肩こり　☑腰痛　☑膝の痛み

☑歯周病　☑痔　☑不整脈

☑高血圧　☑偏頭痛　など

➡全身の血流が悪くなって起こる

ノルアドレナリンは血管を収縮させる働きがあるため、血流が悪くなって肩や腰にこりや痛みが現れたり、血圧が上がったりする。

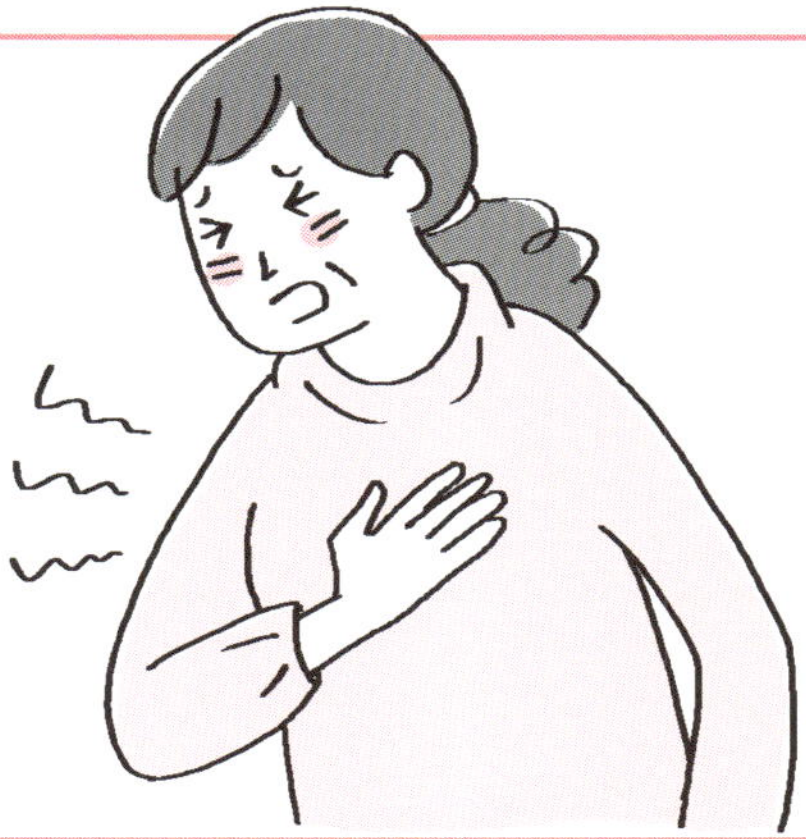

☑便秘　☑胆石

☑結石　など

➡排泄・分泌の働きが低下して起こる

排泄や分泌の働きが低下するため、便や胆石などが体に詰まる。

☑味覚異常　☑難聴

☑視力低下　など

➡知覚が鈍って起こる

味覚や視覚などを脳に伝える神経伝達物質の分泌も抑えられるため、上記のような症状が現れる。

☑怒りっぽくなる

☑不眠　など

➡緊張や興奮によって起こる

リラックスできないために、イライラしがちで、不安も強くなる。

偏りのレベルをチェック

副交感神経の働きすぎでアレルギー体質になる

☑副交感神経の偏りレベルをチェックしよう

レベル1

□《チェック》 **体を動かすのが面倒に感じる**

対策

● **日光を浴びる時間を長くする**

P62 参照

日光を浴びることで、交感神経が刺激される。意識して日光を浴びる時間を増やしてみよう。

レベル2

□《チェック》 **少し動いただけですぐに疲れる**

□《チェック》 **朝起きてもやる気が出ない**

対策

● **午前0時前に寝て、朝型の生活にする**

P70 参照

夜は休み、日中は活動するというリズムを作って、自律神経のバランスを整えることが大切。

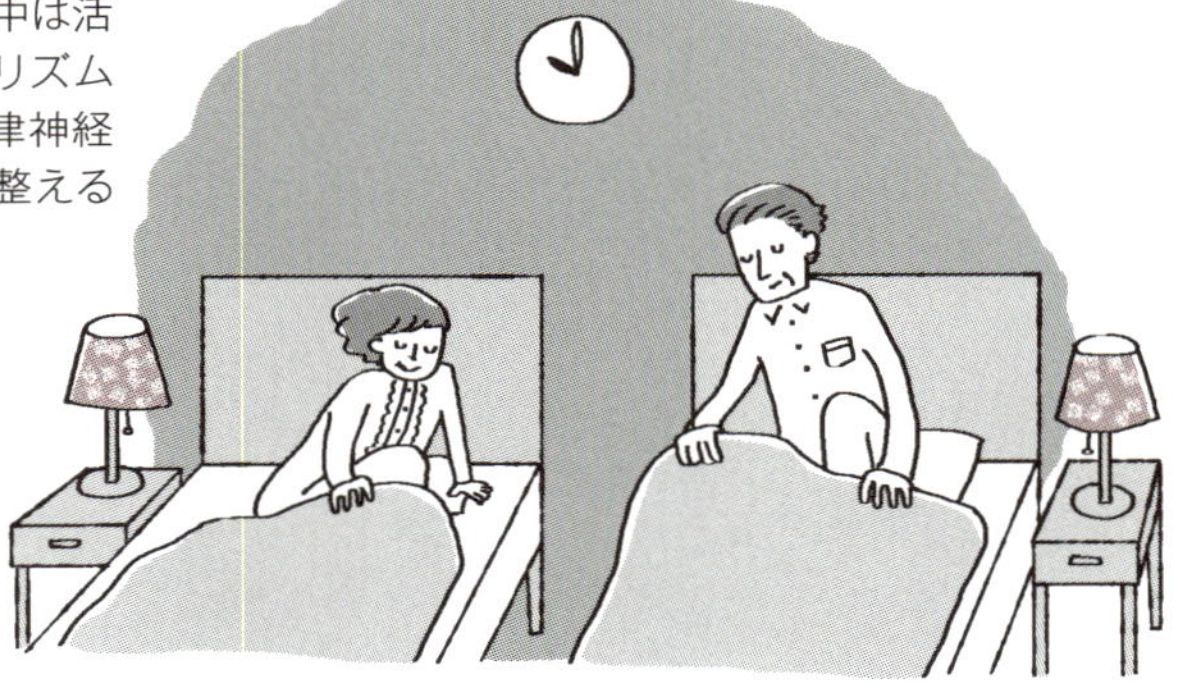

レベル4以上の人は、継続的な生活習慣の改善が必要

このページのチェックを受けているのは、副交感神経が働きすぎている人です。

副交感神経は、適度に働くとリンパ球を増やし、免疫力を高めます。しかし、**副交感神経が過度に優位な状態が続くと、脈拍や血圧が上がらないために、疲れやすくなり、やる気も起こらなくなります。** さらに、血管が拡張した状態が続いて次第に体温が下がり、免疫力も下がります。これが上記のレベル3の状態です。

ほうっておくと、アレルギーを起こしやすくなります（P102参照）。

チェックの見方 複数のレベルのチェックに当てはまったら、高いほうのレベルが自分のレベル。ひとつでも当てはまったら、要注意。

レベル5

チェック
- □ 重い鼻炎がある

チェック
- □ アトピー性皮膚炎がある

チェック
- □ 疲労感が強く、仕事や学校を休みがち

対策

- 規則正しい生活を3か月以上続ける P70 参照
- 薬はできるだけ使わずに、体を温める P78 参照

レベル4

チェック
- □ 金属アレルギーがある

チェック
- □ 虫刺されが重症化しやすい

チェック
- □ 肩や腰にこりや痛みがある

レベル3

チェック
- □ 皮膚が青白い

チェック
- □ 脚がむくみやすい

チェック
- □ 鼻炎がある

チェック
- □ 痛みやかゆみが起こりやすい

チェック
- □ じんましんが出やすい

チェック
- □ 体重が減った、もしくは増えた

チェック
- □ 気分が落ち込みやすい

対策

- 運動で筋力の低下を防ぐ P34 参照
- 爪もみで自律神経を整える P50 参照

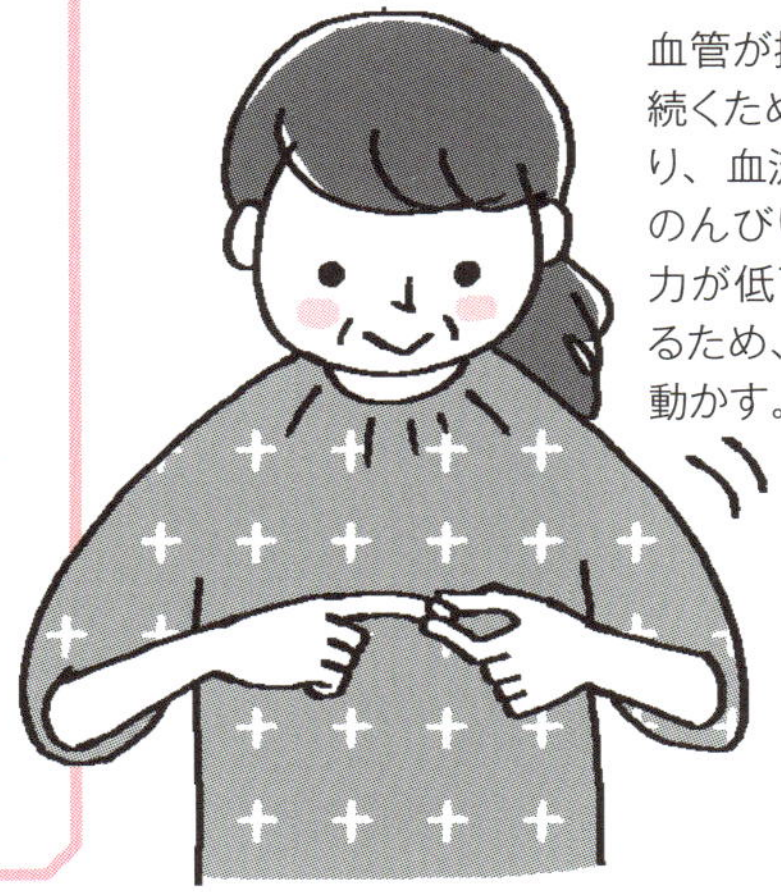

血管が拡張した状態が続くため、体温が下がり、血流も悪くなる。のんびりした生活で筋力が低下しはじめているため、積極的に体を動かす。

知っておこう!

子どもは外で遊ぶことが大切

子どもは、もともと副交感神経の働きが活発で、リンパ球が多い。そこに「室内でゲームをしながら甘いものを食べる」といった現代っ子的な生活習慣が加わると、さらにリンパ球が増え、アレルギー体質になってしまう。子どもは、外で日光を浴びて遊ぶことで、交感神経が適度に刺激され、丈夫な体になる。

P100 ~ 101 ページのレベルが高い人ほど要注意！

副交感神経の働きすぎで体に起こる変化

1 リンパ球の数が増える

●リンパ球も増えすぎると毒になる●

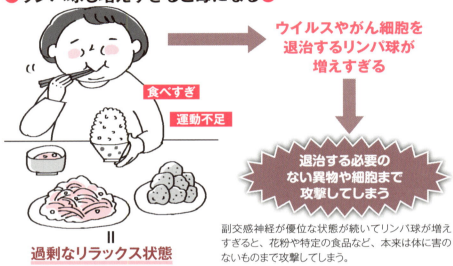

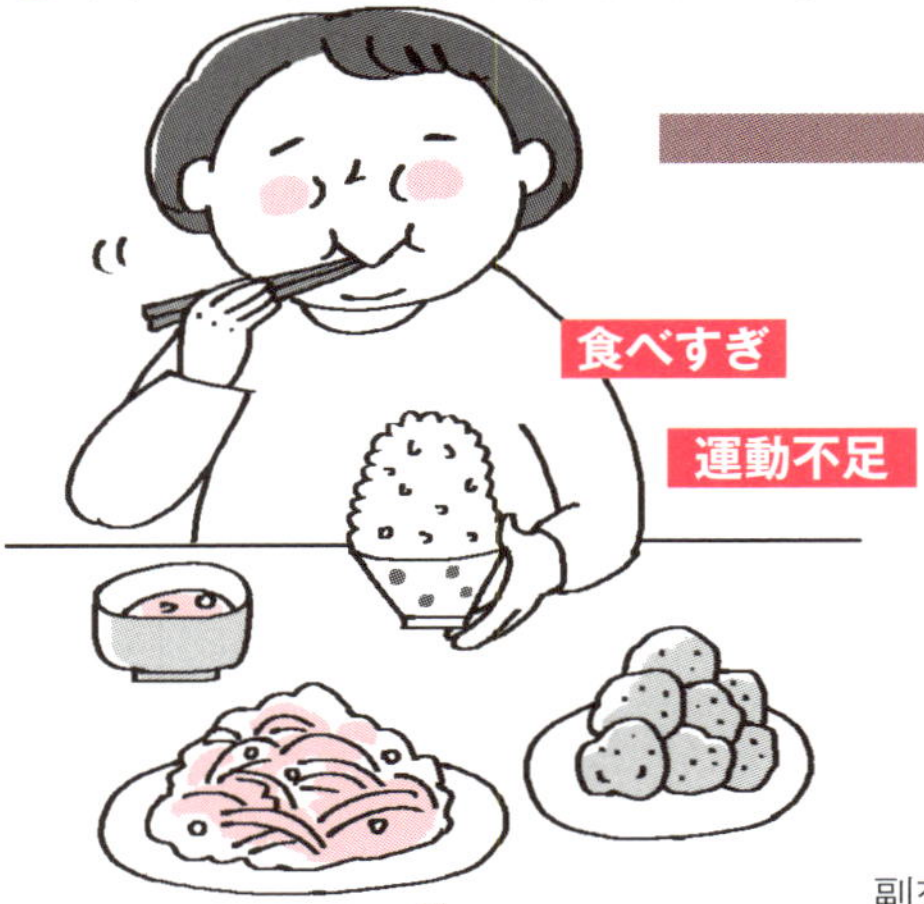

＝

過剰なリラックス状態

→ **ウイルスやがん細胞を退治するリンパ球が増えすぎる**

↓

退治する必要のない異物や細胞まで攻撃してしまう

副交感神経が優位な状態が続いてリンパ球が増えすぎると、花粉や特定の食品など、本来は体に害のないものまで攻撃してしまう。

●リンパ球の増えすぎで起こる病気●

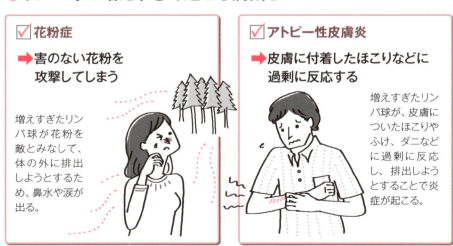

☑ **花粉症**

➡ 害のない花粉を攻撃してしまう

増えすぎたリンパ球が花粉を敵とみなして、体の外に排出しようとするため、鼻水や涙が出る。

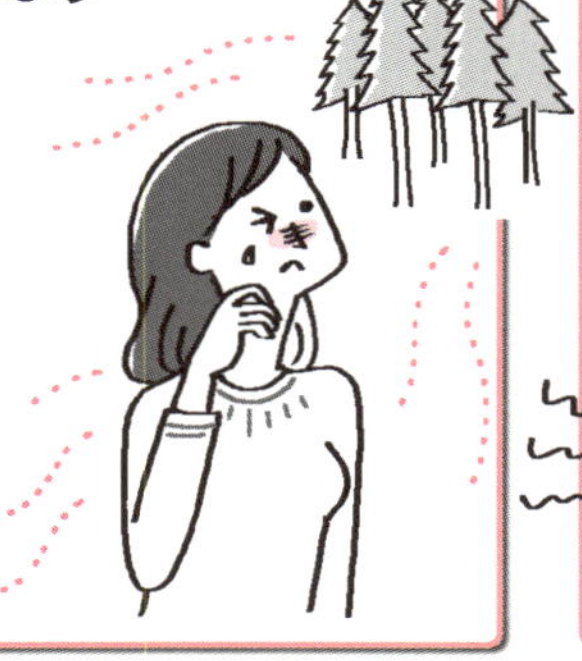

☑ **アトピー性皮膚炎**

➡ 皮膚に付着したほこりなどに過剰に反応する

増えすぎたリンパ球が、皮膚についたほこりやふけ、ダニなどに過剰に反応し、排出しようとすることで炎症が起こる。

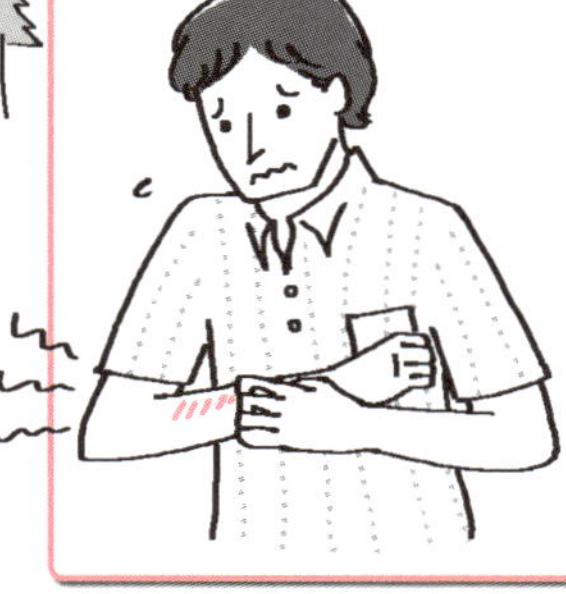

2 アセチルコリンの分泌量が増える

●アセチルコリンの4つの作用●

副交感神経が働いて、アセチルコリンというホルモンが分泌される

→ 血流がよくなりすぎて、かゆみや痛みが強くなる

→ 排泄する働きが活発になる

→ 知覚が過敏になる

→ 過剰なリラックス状態になる

アセチルコリンは、血管を拡張させ、脈拍を減らす働きなどがある。

●アセチルコリンの出すぎで起こる病気や変化●

☑のぼせ ☑うっ血　など

➡血流がよくなりすぎて起こる

アセチルコリンによって血管が拡張して動脈の血流が増えるため、のぼせやすくなる。また、静脈の血流は停滞気味になるため、うっ血が起こる。

☑下痢 ☑骨粗しょう症　など

➡排泄する働きが活発になりすぎて起こる

アセチルコリンは排泄や分泌を促すため、下痢や骨がスカスカになる骨粗しょう症になりやすくなる。

☑しもやけや虫刺されによる強いかゆみ ☑強い頭痛　など

➡知覚が過敏になって起こる

アセチルコリンは、知覚を脳に伝える神経伝達物質のひとつ。分泌が増えると、かゆみや痛みが強く現れやすくなる。

☑うつ病 ☑気力の減退　など

➡過剰なリラックス状態によって起こる

アセチルコリンは、心を落ち着かせ、リラックスさせる作用があるが、多すぎると、気分が落ち込み、やる気が出なくなる。

! 大人になっても治らないアレルギーは要注意

アレルギーは本来、リンパ球が多い子どもに起こる病気。15歳ごろからリンパ球と顆粒球の割合が徐々に近づき、20歳ごろには顆粒球のほうが多くなるため、成長とともに自然とアレルギーが治るのが一般的。大人になっても治らないということは、のんびりしすぎる生活を送っているサインと考え、日常生活を改善する必要がある。

エネルギーの偏りチェック

エネルギーが偏りがちな人は要注意

40～50代でエネルギーの使い方をシフトチェンジする

エネルギーの使い方も、免疫力に大きく関係しています。エネルギーの使い方には、瞬発力を主に使う解糖系タイプと、持久力を主に使うミトコンドリア系タイプの２つがあります（Ｐ９参照）。

だれでも子どものころは、エネルギーをすばやく生み出せる解糖系を主に使いますが、成人、特に**40歳以上の人は、効率よくエネルギーを作れるミトコンドリア系に切り替えることが大切**です。生まれながらの体質や生活習慣から、エネルギーの偏りやすさをチェックできます。

☑体型・体質をチェック

- □《チェック》 身長が高いほうだ
- □《チェック》 体温が低い（P88参照）
- □《チェック》 肌が白く、やせ型だ
- □《チェック》 野菜より肉が好き

すべてに当てはまったら

解糖系（瞬発力）を使うことが多く、体への負担が大きくなる

対策 PART1 参照

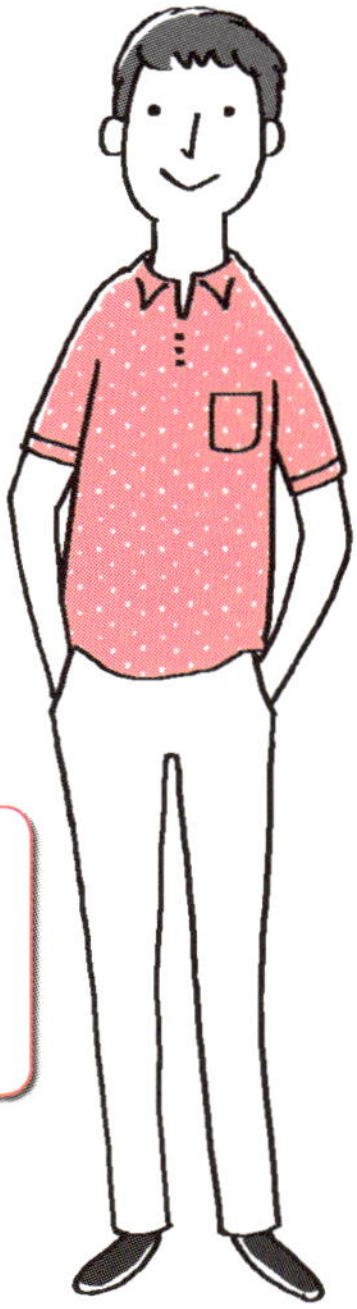

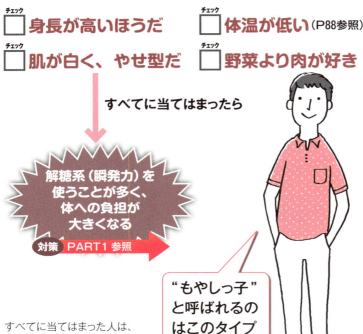

“もやしっ子”と呼ばれるのはこのタイプ

すべてに当てはまった人は、もともと解糖系を使いやすい体質で、解糖系エネルギーに偏っている可能性が高い。

もっと詳しく!

エネルギーのタイプは、ルーツによって異なる

民族によって、解糖系とミトコンドリア系、どちらが働きやすいかが異なります。

太陽の光が当たりにくい北のほうにルーツをもつ人々は、解糖系のエネルギーが優位です。典型的なのが、北ヨーロッパや北米に多く住む白人で、解糖系によくみられる、背が高く肉食という特徴をもっています。

一方、ミトコンドリア系が働きやすいのは南の方にルーツをもつ人々です。背は低く、がっちりした体型をしています。また、穀物や野菜中心の食生活を送っています。

北にルーツをもつ人に多い解糖系タイプ
南にルーツをもつ人に多いミトコンドリア系タイプ
食事は肉が中心
食事は穀物と野菜が中心

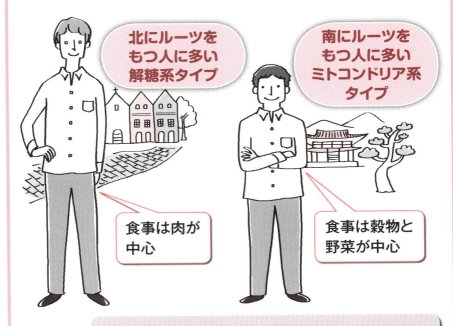

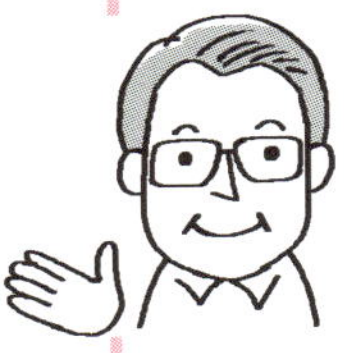

植物も同じように2つのタイプに分かれます

寒いところで育つヒマラヤ杉は、解糖系エネルギーをたくさん作り、縦に背を伸ばします。一方、熱帯植物は、ミトコンドリア系エネルギーをたくさん作り、背は低いですが、がっしりと丈夫になります。植物にも解糖系とミトコンドリア系の特徴が現れます。

番外編

季節や天候も体調に影響を与える

☑今日の天候をチェックしよう

チェック □ 雨の日　チェック □ くもりの日

チェック □ 雪の日　チェック □ 台風の日

湿気が強く、気圧が低い日は、大気中の酸素が少なくなるため、副交感神経が強く働く。

副交感神経が優位になって落ち込みやすくなる

対策 P34～43、50 参照

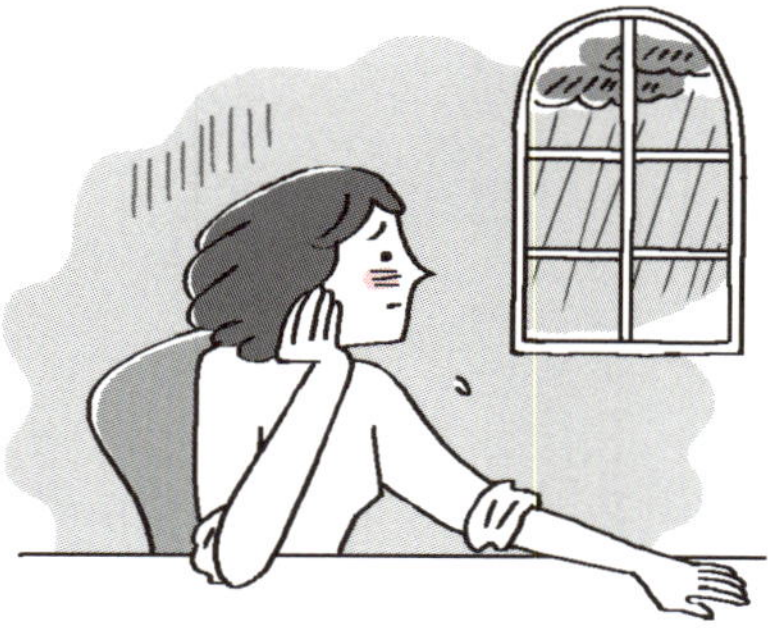

チェック □ 湿気のない晴れの日

交感神経が優位になって、気性が激しくなることもある

対策 PART1 参照

カラッとした日は気圧が高い。気圧が高いと大気中の酸素が多くなり、体にたくさん酸素が取り込まれるため、交感神経が働きやすくなる。

自然のリズムに合わせて自律神経のバランスが変わる

自律神経は、気圧によっても変動します。気圧が高ければ交感神経が活発に働き、低ければ副交感神経が活発になります。日本の場合、四季に合わせて、1年のうちで気圧は大きく変動します（P107参照）。

例えば、気圧が低い雨の日は副交感神経が優位になるため、落ち込みがちになったり、痛みなどの症状が強く現れたりします。体調の変化は、こうした自然のリズムに由来することもありますから、「病気が悪化したのかも」などと心配しすぎる必要はありません。

季節と自律神経の深い関係

春　気圧の変動が大きい

気温　低 ➡ 高

気圧　高 ➡ 低

自律神経
交感神経優位 ➡ 副交感神経優位

免疫系
顆《か》粒《りゅう》球《きゅう》優位 ➡ リンパ球優位

春は、副交感神経優位の状態へと移行する時期。リンパ球が増え、アレルギーが起こりやすくなる。花粉症がこの時期に多いのは、そのためと考えられる。

夏　蒸し暑い日は気圧が低い

気温　高

気圧　気圧の低い日が多い

自律神経　副交感神経優位

免疫系　リンパ球優位

夏は、熱帯低気圧などにより、気圧が低い日が多く、副交感神経が活発になる。台風の日は非常に強い低気圧になるため、体調を崩す人も多い。

季節の変わり目は体調を崩しやすい

例えば、関節リウマチの人は、気圧が下がる季節にはリンパ球が増え、痛みが強く出やすい。

秋　気圧の変動が大きい

気温　高 ➡ 低

気圧　低 ➡ 高

自律神経
副交感神経優位 ➡ 交感神経優位

免疫系
リンパ球優位 ➡ 顆粒球優位

秋は、春とは反対の変化が起きる。体が弱っている人や持病がある人は、体調を崩しやすい。

冬　乾燥している日は気圧が高い

気温　低

気圧　気圧の高い日が多い

自律神経　交感神経優位

免疫系　顆粒球優位

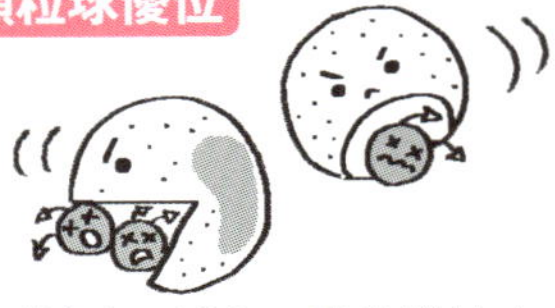

冬は高気圧の日が多く、さらに、寒さが体にとって大きなストレスとなるため、交感神経が活発になる。

マメ知識

気圧の低い県ほど長寿が多い

気圧は、寿命にも影響を与えています。2013年度の厚生労働省の発表では、男女とも平均寿命のトップは長野県でした。

長野県は、ほかの県に比べて、高地の傾向があります。高地では酸素が薄くなり、気圧も低くなります。そのような場所では、副交感神経が活発に働いてリンパ球が増え、免疫力が高まります。また、副交感神経が働くと、穏やかな性格の人が増え、心身にストレスを感じにくくなります。このようなことが、長野県の長寿につながっていると考えられます。仙人が霧のかかった高い山にいるというイメージは、あながち間違ってはいないのです。

しかし、みんながこのような土地に引っ越すことはできません。ですから、長寿のためには、普段から興奮しすぎず、穏やかに暮らすよう心がけることが大切です。

性別によって適した気候が異なる

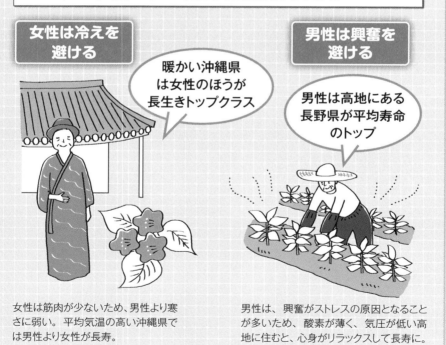

女性は冷えを避ける

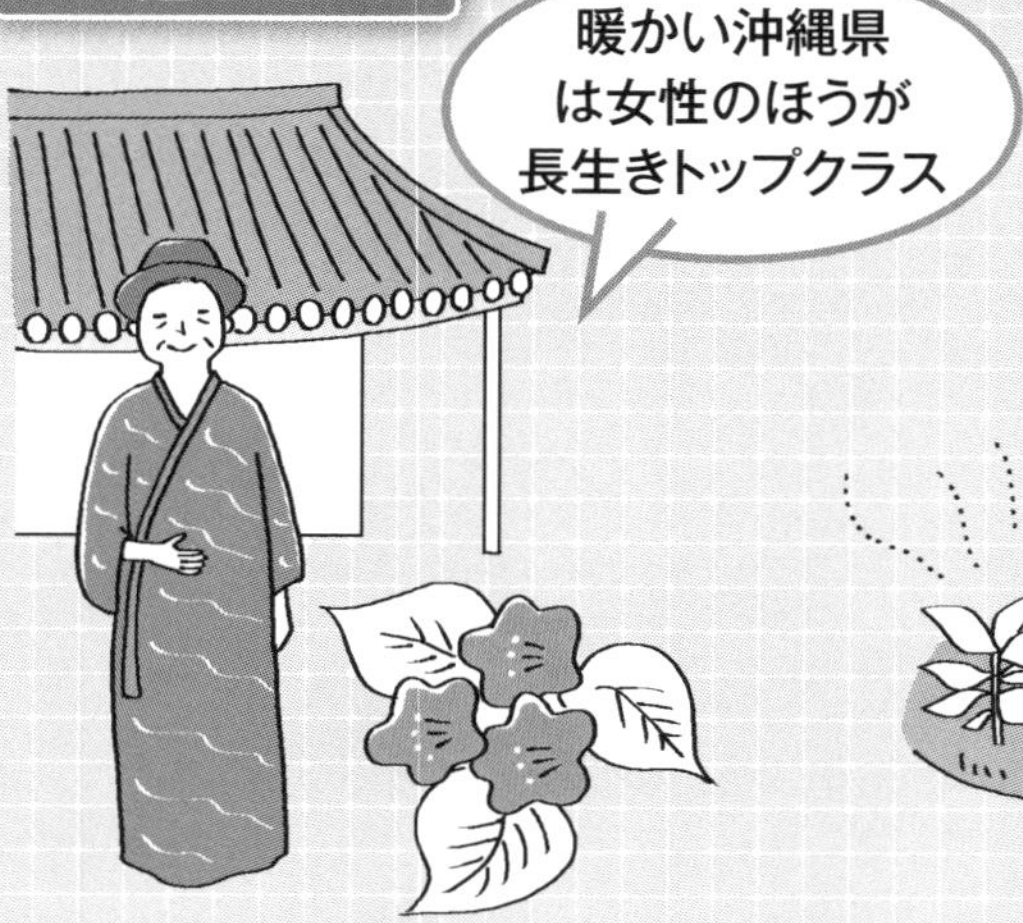
暖かい沖縄県は女性のほうが長生きトップクラス

女性は筋肉が少ないため、男性より寒さに弱い。平均気温の高い沖縄県では男性より女性が長寿。

男性は興奮を避ける

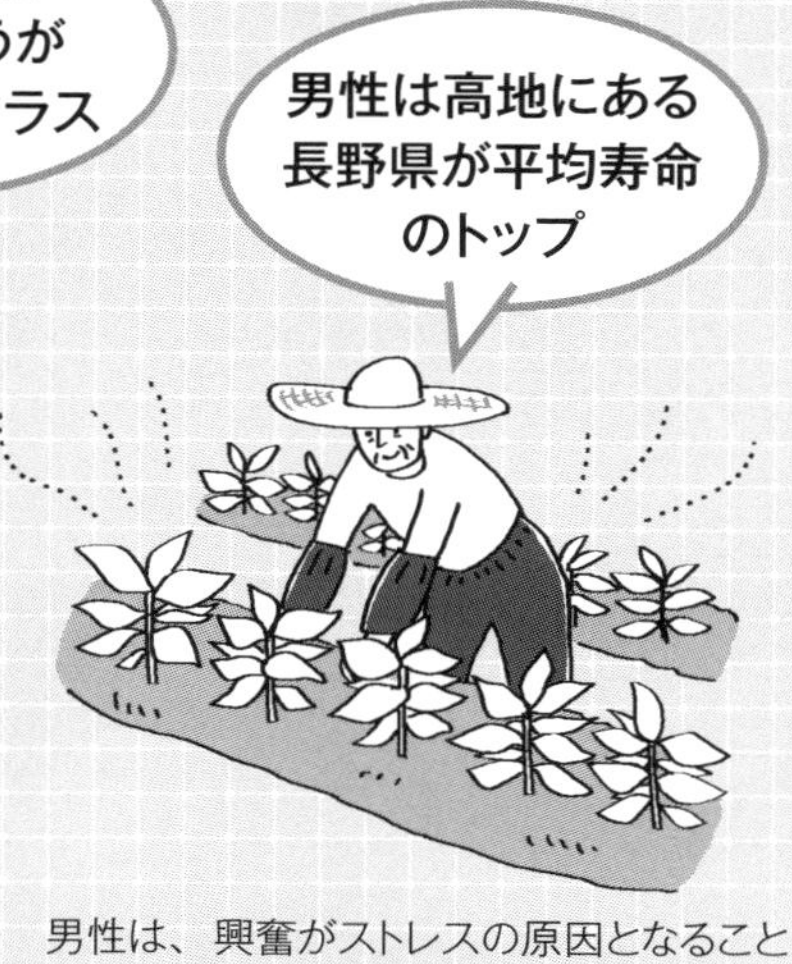
男性は高地にある長野県が平均寿命のトップ

男性は、興奮がストレスの原因となることが多いため、酸素が薄く、気圧が低い高地に住むと、心身がリラックスして長寿に。

自分の体は
自分で守る!

PART 3

体を守る“免疫”ってどんな機能?

免疫は生まれながらの防衛システム

体はいつも内と外からの危険にさらされている

体外の異物

空気中のウイルスや細菌

空気中や食べ物の表面などに付着している細菌などが、呼吸や食事によって体内に侵入する。

体内の異物

古くなったり、がん化した細胞

体内に発生する古くなったり傷ついた細胞や、がん化した細胞は、免疫機能によって常に取り除かれている。

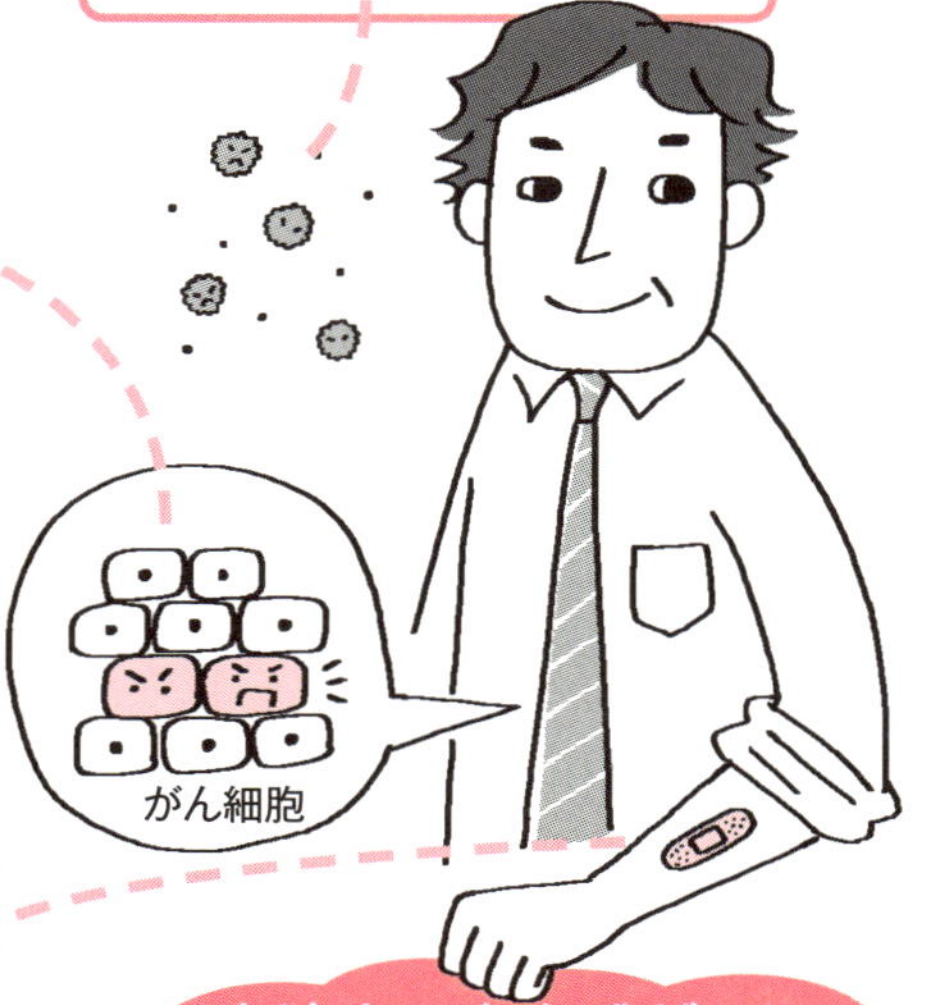

体外の異物

傷口から侵入する細菌

けがをしたときの傷口からも細菌が入る。輸血や臓器移植などの治療を受けた場合は、他人の血液や臓器を体外からの異物と認識してしまうこともある。

血液中の白血球がこれらを退治する＝免疫

白血球がきちんと働いていれば感染症やがんは起こらない

私たちは、風邪をひいても、ちょっと安静にしていれば自然に治ります。これは、風邪の原因となるウイルスを、「免疫」の力によって退治しているからです。

風邪だけでなく、どのような病気からも、この免疫によって私たちの体は防御されています。

おおざっぱにいうと、**免疫とは自分とそうでないものを区別するシステム**です。私たちのまわりには、細菌やウイルスなどの病原体がウヨウヨいます。それが口や鼻、皮膚の傷などから体内に侵入すると、免疫シ

体に現れる症状は健康に戻すための反応

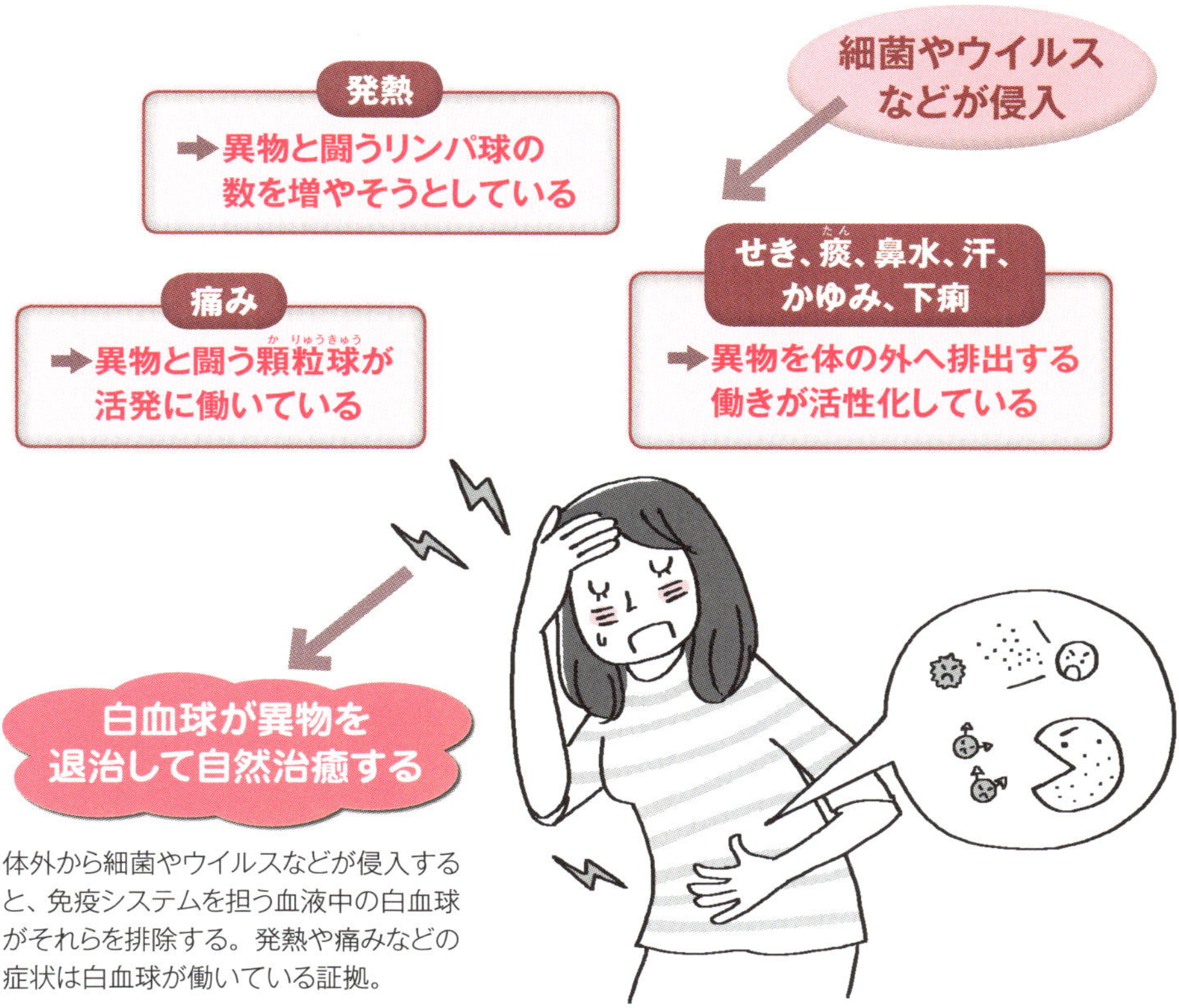
細菌やウイルス
などが侵入
発熱
➡異物と闘うリンパ球の
数を増やそうとしている
せき、痰《たん》、鼻水、汗、
かゆみ、下痢
➡異物を体の外へ排出する
働きが活性化している
痛み
➡異物と闘う顆粒球《かりゅうきゅう》が
活発に働いている
白血球が異物を
退治して自然治癒する

体外から細菌やウイルスなどが侵入すると、免疫システムを担う血液中の白血球がそれらを排除する。発熱や痛みなどの症状は白血球が働いている証拠。

ステムは〝自分ではないもの〟として攻撃するのです。

がん細胞も、もとは自分の細胞でしたが、健康な細胞とは異なるものなので、やはり攻撃して排除します。

この**強力な防御力の多くを担っているのは、血液中の白血球**です。

知っておこう

皮膚や粘膜も細菌から体を守っている

口や鼻にある粘膜は、入ってきた外敵を洗い流したり、殺菌する働きをもっています。皮膚も、常に弱酸性を保つことで、細菌の繁殖を防いでいます。

このように、白血球以外にも、全身のさまざまな部位に、外敵から身を守るための防御態勢がしかれています。

人間には2つの免疫システムが備わっている

リンパ球がたくさん集まる組織を免疫組織という

〝風邪をひいてリンパ腺が腫れた〟などと、よくいいます。リンパ腺は、正しくはリンパ節といい、**細菌やウイルスと闘う前線基地**です。

リンパ節には、白血球のひとつである、リンパ球という免疫の中心となる細胞がたくさん集まっています。このようなリンパ球の集まる組織を、免疫組織といいます。リンパ節以外にも、免疫組織は左図のように全身に存在しています。

リンパ節の腫れは、侵入した細菌やウイルスに対して、リンパ球が大挙して集まった結果なのです。

免疫組織は、主に2つのグループに分けられる

新旧2つの免疫組織によって、私たちの体は守られています。

古い免疫システムは、まだ生物が陸に上がる前の太古の時代から備わっています。**古い免疫システムに属する免疫組織は、外敵が侵入しやすい部位に集中**しており、その中心となるのが腸です。

ヒトは進化の過程で、新しく誕生してきた**ウイルスなどにも対処できるよう、さらに複雑で高度な新しい免疫システムを獲得**してきました。このシステムの中心となるのは、胸腺です。

年齢とともに免疫システムが変わる

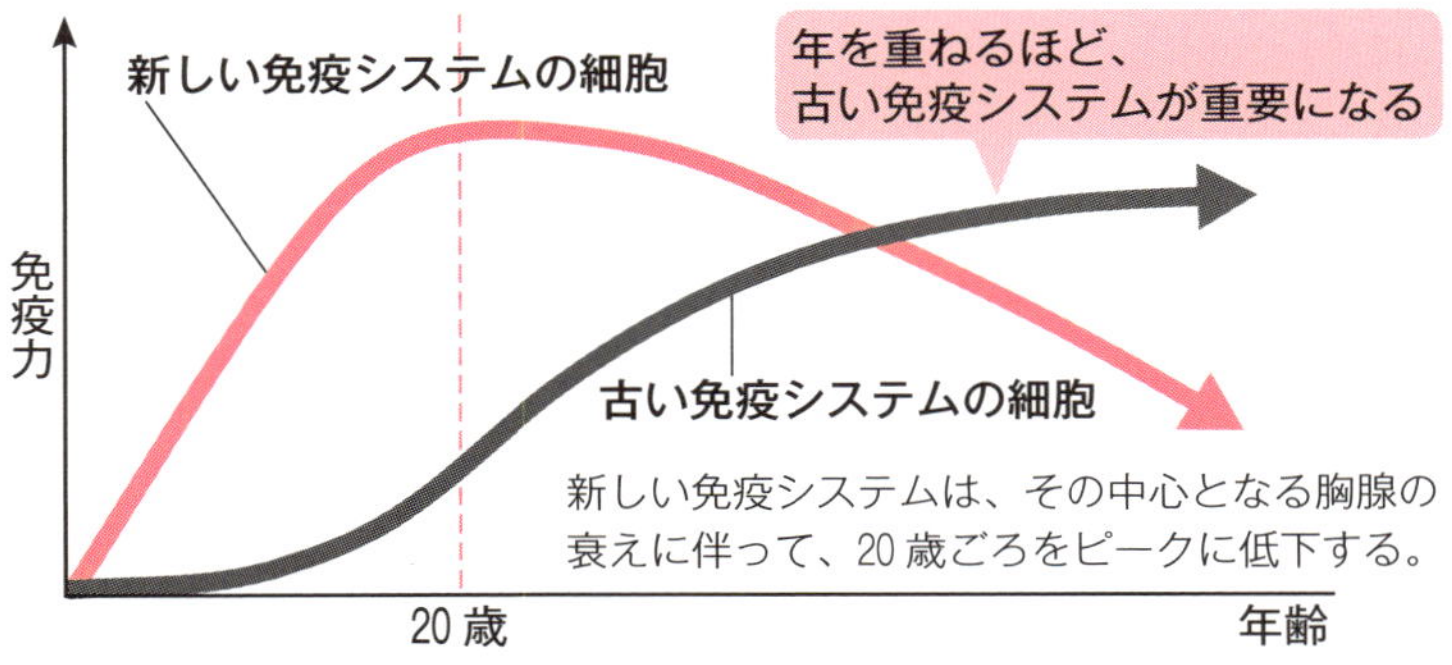

新しい免疫システムの細胞
年を重ねるほど、
古い免疫システムが重要になる
免疫力
古い免疫システムの細胞
新しい免疫システムは、その中心となる胸腺の
衰えに伴って、20歳ごろをピークに低下する。
20歳
年齢

新旧2つの免疫システム

古い免疫システム

①耳下腺《じかせん》
②顎下腺《がっかせん》
③肝臓
④腸管
⑤皮膚　など

体内の異常細胞や老廃物を処理する

NK細胞

胸腺外分化T細胞

腸や皮膚などの異物が侵入しやすい場所に分布している。体内の異常を監視するNK細胞や胸腺外分化T細胞がこのグループ。加齢とともに体内の異常細胞などが増えるため、重要性が高まる。

新しい免疫システムを補う働きもある

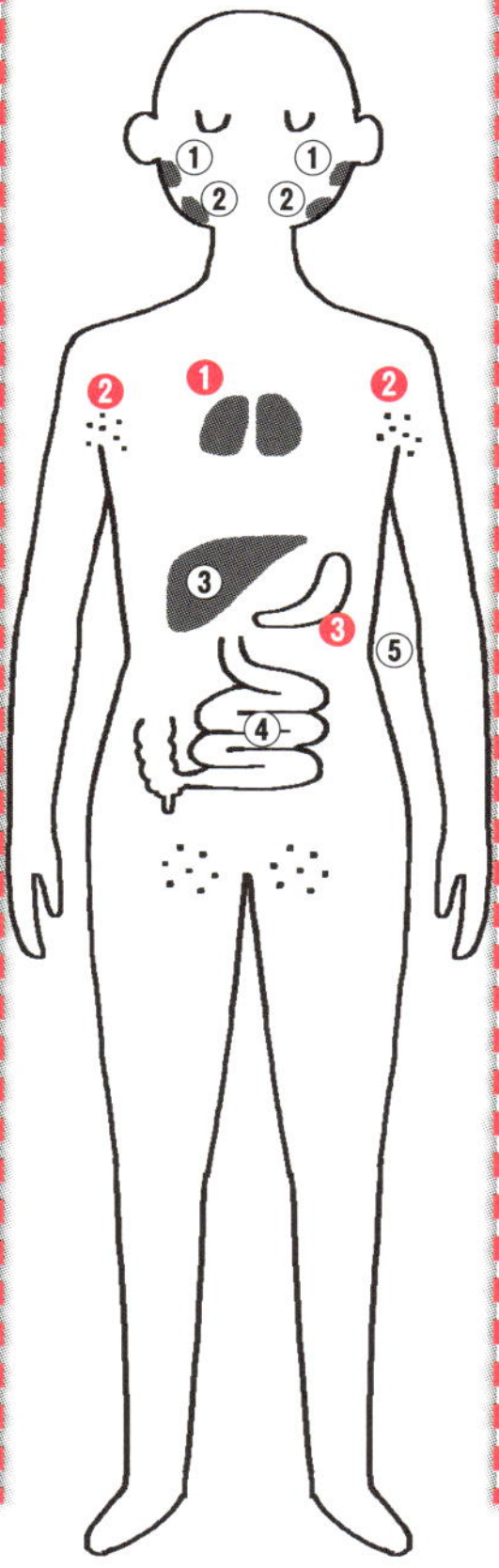

新しい免疫システム

❶胸腺
❷リンパ節
❸脾臓《ひぞう》　など

血管に入り込むウイルスに対応する

ヘルパーT細胞

キラーT細胞

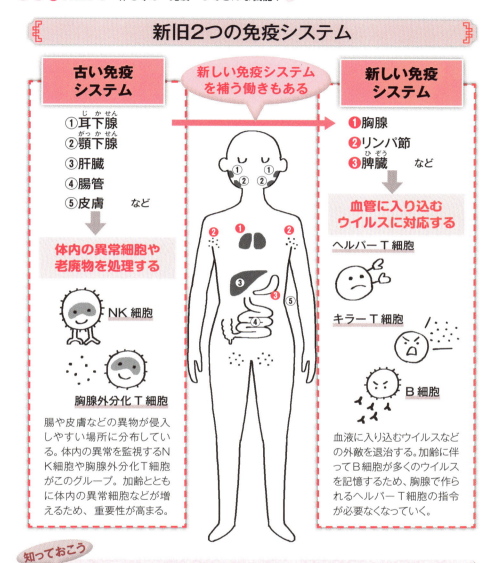

B細胞

血液に入り込むウイルスなどの外敵を退治する。加齢に伴ってB細胞が多くのウイルスを記憶するため、胸腺で作られるヘルパーT細胞の指令が必要なくなっていく。

知っておこう

女性特有の子宮や乳腺も免疫組織のひとつ

子宮や乳腺は、性交や出産、授乳などによって細菌やウイルスなどの外敵が侵入しやすい器官です。そのため、その周囲には免疫細胞のリンパ球がたくさん分布しています。太古の時代から備わる、古い免疫システムに属します。

白血球は体を守る精鋭部隊

白血球にはさまざまな種類があり、役割が異なる

免疫を担っている白血球には、さまざまな種類があります。大きくは**「マクロファージ」「顆粒球《かりゅうきゅう》」「リンパ球」に分けられ、それぞれ異なる役割**をもっています。

古くからある、いわば原始的な免疫は「自然免疫」と呼ばれます。これを担っているのが、マクロファージや顆粒球です。進化の過程で形成してきた新しい免疫は「獲得免疫」と呼ばれ、これはリンパ球が担っています。

これらの白血球は、体の状況に応じて増えたり減ったりします。

白血球が異物を排除する

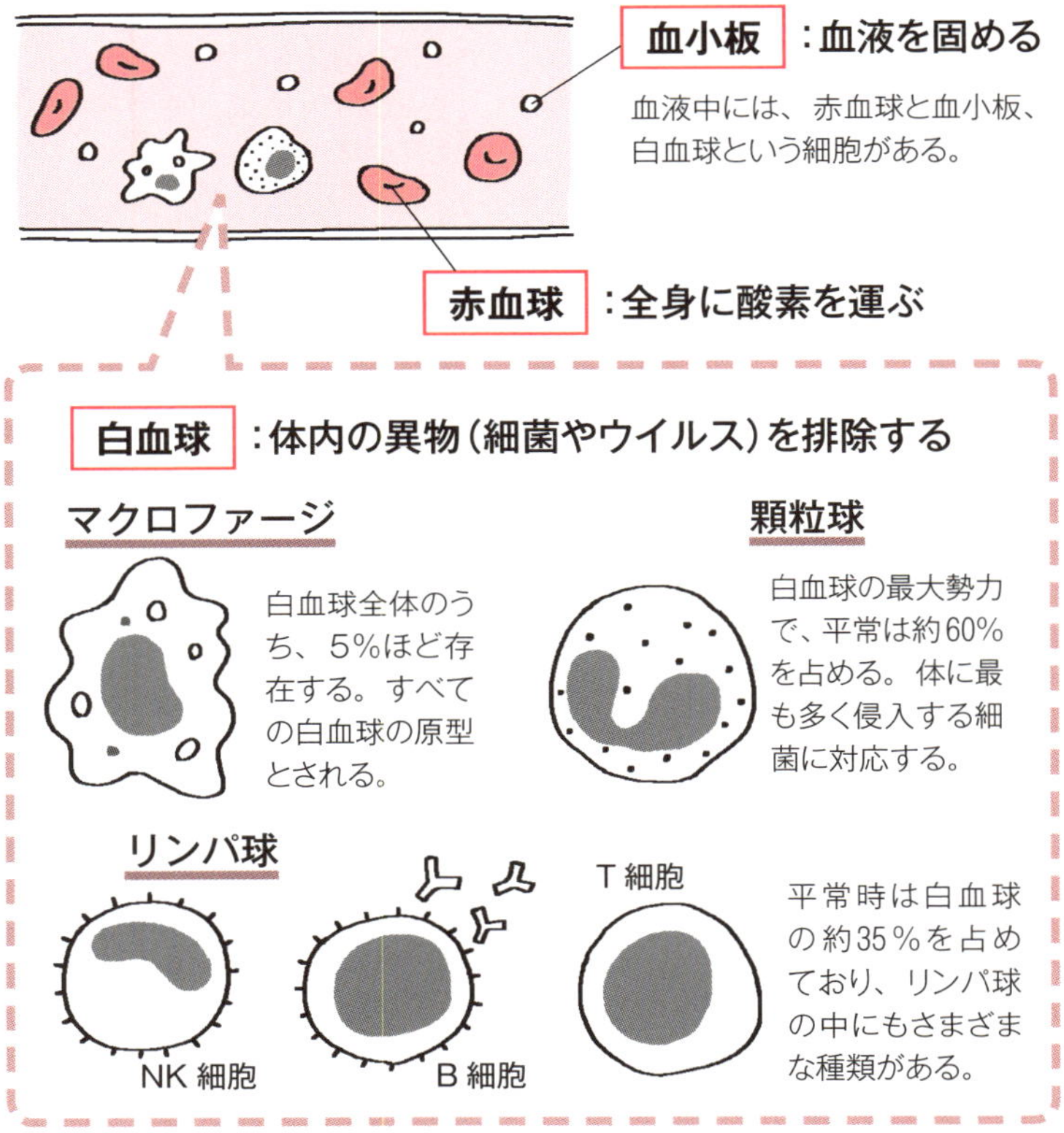
血小板 ：血液を固める
血液中には、赤血球と血小板、白血球という細胞がある。
赤血球 ：全身に酸素を運ぶ
白血球 ：体内の異物（細菌やウイルス）を排除する
マクロファージ
白血球全体のうち、5%ほど存在する。すべての白血球の原型とされる。
顆粒球
白血球の最大勢力で、平常は約60%を占める。体に最も多く侵入する細菌に対応する。
リンパ球
NK 細胞
B 細胞
T 細胞
平常時は白血球の約35％を占めており、リンパ球の中にもさまざまな種類がある。

細菌は、マクロファージや顆粒球が丸のみする

日常、最も頻繁に接している外敵が、細菌です。この細菌をターゲットにして退治しているのが、マクロファージや顆粒球です。

マクロファージは、最も古くからある免疫細胞で、すべての免疫細胞の原型となっています。微生物のアメーバ状をしており、**細菌のような大きな異物を丸のみして、消化して**しまいます（貪食《どんしょく》作用）。細菌だけでなく、**古くなって壊れた細胞や固まった血液なども、処理**します。

マクロファージは全身に分布していますが、部位によって「単球」「クッパー細胞」「グリア細胞」などと、名称が変わります。

顆粒球は、貪食作用がさらに進化した細胞で、細菌が侵入すると真っ

マクロファージと顆粒球は異物をただちに攻撃する

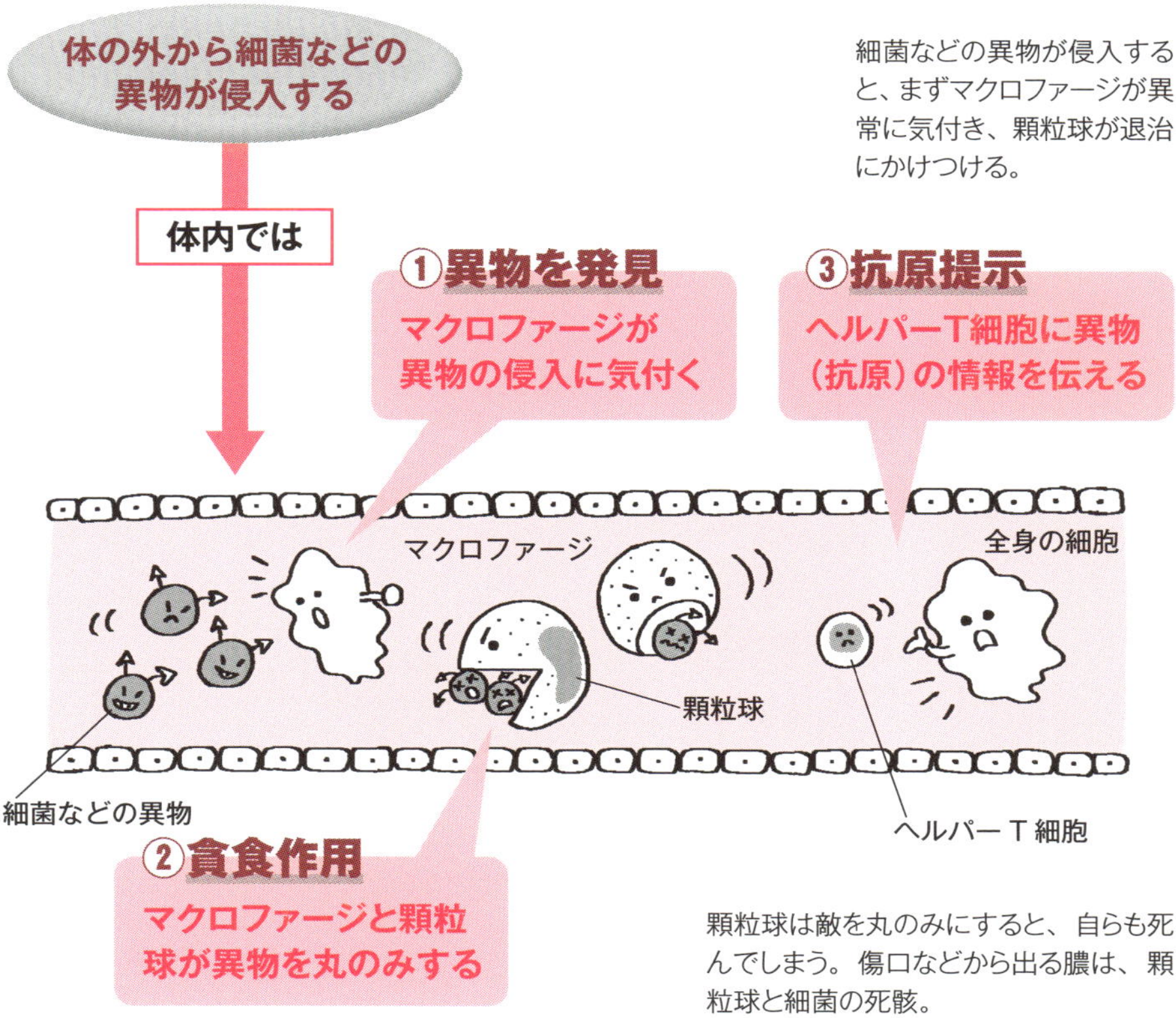
体の外から細菌などの異物が侵入する
体内では
①異物を発見
マクロファージが異物の侵入に気付く
③抗原提示
ヘルパーT細胞に異物（抗原）の情報を伝える
マクロファージ
全身の細胞
顆粒球
細菌などの異物
ヘルパーT細胞
②貪食作用
マクロファージと顆粒球が異物を丸のみする

細菌などの異物が侵入すると、まずマクロファージが異常に気付き、顆粒球が退治にかけつける。

顆粒球は敵を丸のみにすると、自らも死んでしまう。傷口などから出る膿は、顆粒球と細菌の死骸。

先にかけつけて、その強力な貪食作用で外敵を駆除します。

顆粒球《かりゅうきゅう》は、白血球の中でも一番多く、平常の状態なら、白血球全体の約60％を占めています。

ウイルスなどの微小な外敵は、リンパ球が退治する

マクロファージや顆粒球は、ウイルスのような小さな外敵や異物を見逃してしまいます。そこで活躍するのが、リンパ球です。

リンパ球には、T細胞、B細胞、NK細胞などがあり、それぞれがさらに細かい種類に分かれます。これらの細胞が連携プレーでウイルスなどを退治するのが、獲得免疫です。

獲得免疫の最大の特徴は、**体内に侵入した外敵や異物を覚えておき、次に侵入したとき、すばやく発見して強力な武器でやっつける**ことです。

数種類のリンパ球が連携して働く

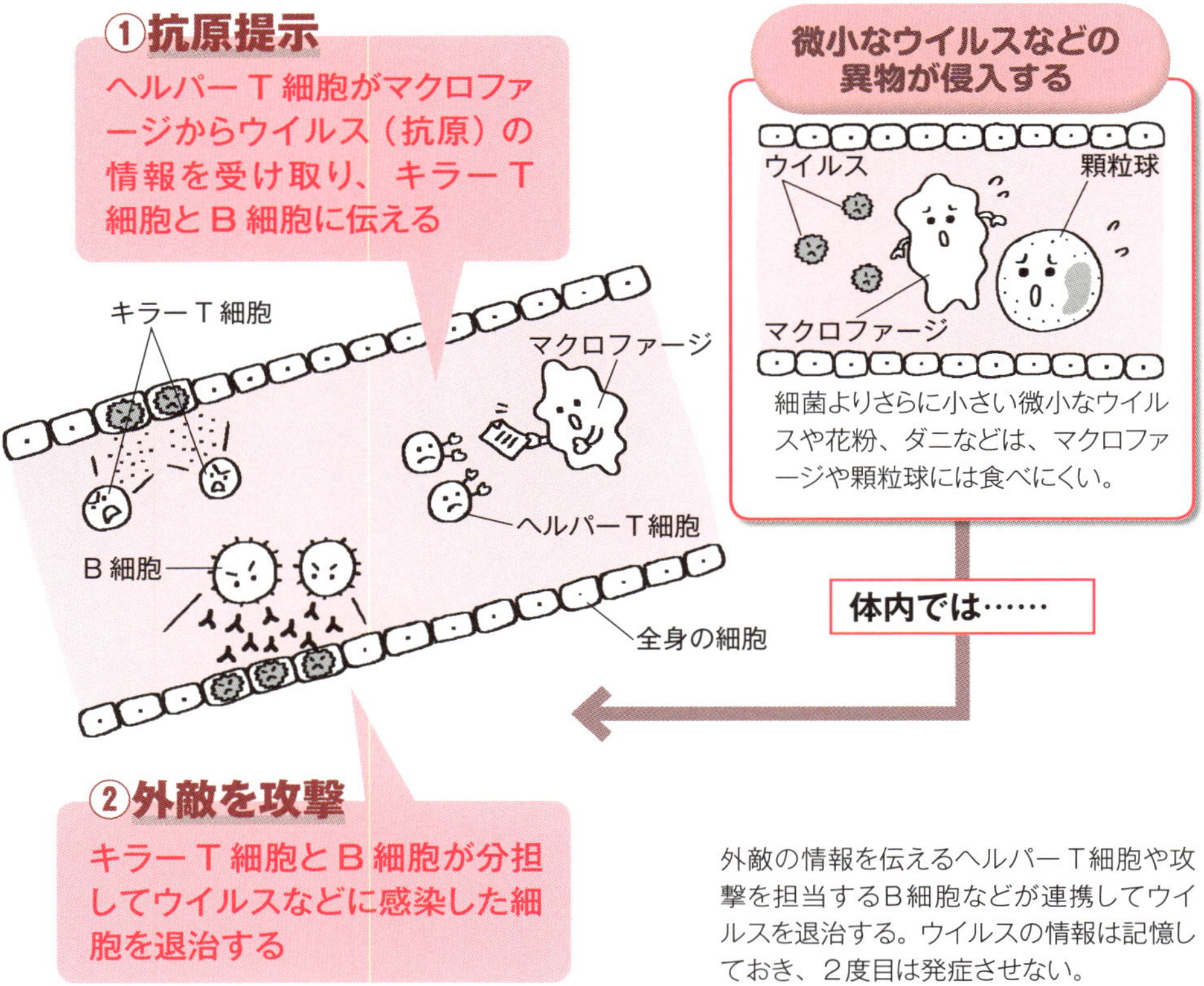
微小なウイルスなどの異物が侵入する
ウイルス
顆粒球
マクロファージ
細菌よりさらに小さい微小なウイルスや花粉、ダニなどは、マクロファージや顆粒球には食べにくい。
体内では……
①抗原提示
ヘルパーT細胞がマクロファージからウイルス（抗原）の情報を受け取り、キラーT細胞とB細胞に伝える
キラーT細胞
マクロファージ
ヘルパーT細胞
B細胞
全身の細胞
②外敵を攻撃
キラーT細胞とB細胞が分担してウイルスなどに感染した細胞を退治する

外敵の情報を伝えるヘルパーT細胞や攻撃を担当するB細胞などが連携してウイルスを退治する。ウイルスの情報は記憶しておき、2度目は発症させない。

主にキラーT細胞とB細胞がその役割を果たします。この免疫システムによって、基本的に、一度かかった感染症には二度とかかりません。

ちなみに、免疫不全になるエイズの原因ウイルスであるＨＩＶは、体内に入るとヘルパーT細胞を乗っ取ります。この細胞は、攻撃担当のリンパ球に攻撃指令を出す役割をするため、乗っ取られると免疫が働かなくなってしまうのです。

リンパ球にはがん化した細胞を殺す働きをもつものもある

体に害を及ぼすのは、外からの侵入者だけではありません。**無限に増殖するように変化してしまった「がん細胞」も、敵のひとつ**です。そこで体内を監視し、見つけたら排除する役割をもっているのが、NK細胞と胸腺外分化T細胞です。

がん化した細胞がないかパトロールしている

NK細胞が細胞の目印を頼りに、異常な細胞がないかをチェックする

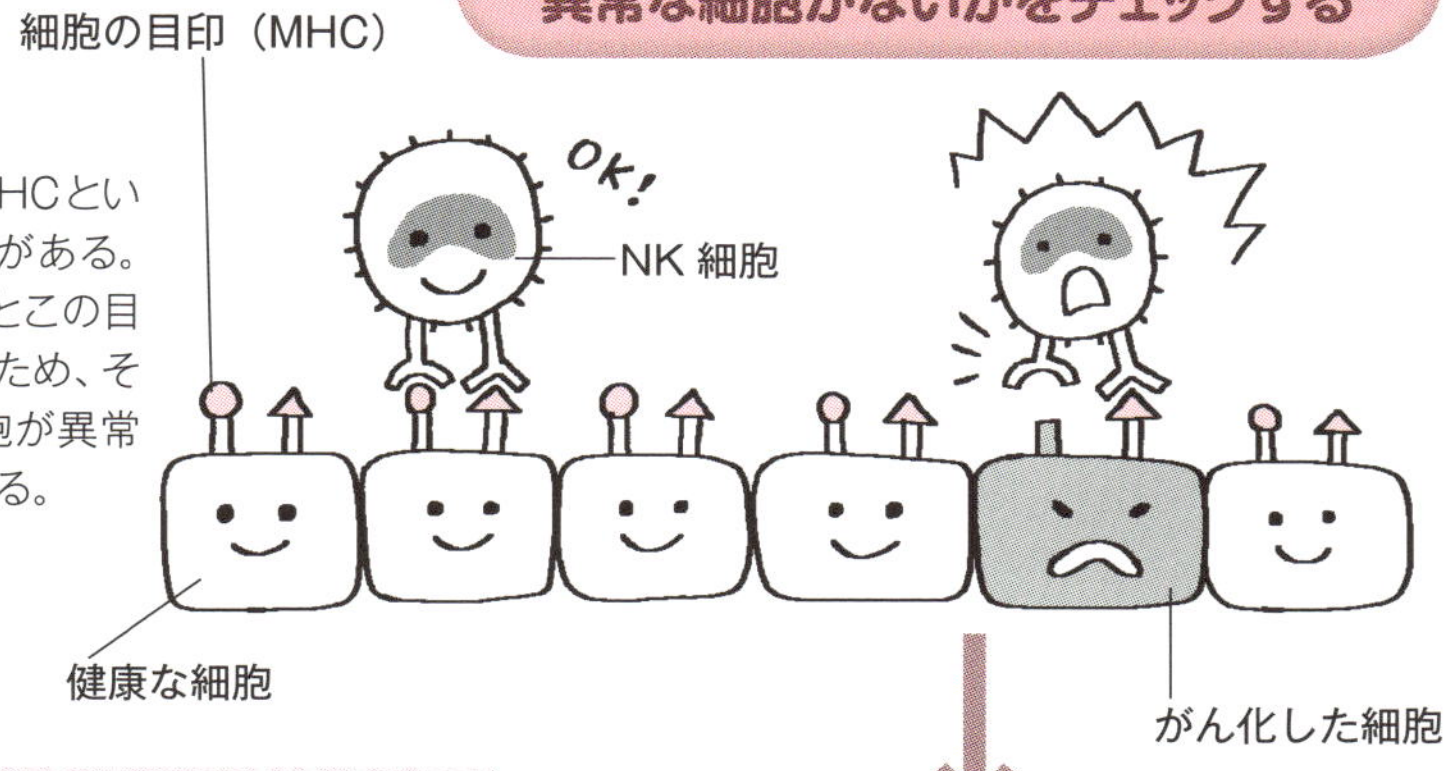

全身の細胞には、MHCという自分だけの目印がある。細胞ががん化するとこの目印が変わってしまうため、それを頼りにNK細胞が異常に気付くことができる。

異常のある細胞に、細胞を殺す働きのあるたんぱく質を振りかける

↓

がんの発症を防ぐ

知っておこう

どんな人でもがん細胞は毎日生まれている

「がん」というと、命を脅かす恐ろしいイメージですが、実はだれの体内でも毎日がん細胞は生まれます。ただ、免疫システムがしっかりと働いていれば、それらは増殖しません。

自律神経のバランスが免疫力のカギ

全身に張りめぐらされた自律神経が免疫の司令塔

私たちが意識しなくても、心臓は勝手に動き、食事をすれば自然に胃腸が働いてくれます。これは、全身に張りめぐらされた、「自律神経」という神経ネットワークによるものです。**自律神経は、生命を維持するために、脳からの指令を受けて体内環境を調整**しています。

自律神経には、「交感神経」と「副交感神経」があります。交感神経は、体を緊張状態にして、活動にふさわしい体内環境にします。副交感神経は、緊張をほぐして、心身をリラックスさせます。

交感神経は顆粒球《かりゅうきゅう》を、副交感神経はリンパ球を支配する

交感神経が優位に働くと、副交感神経の働きは抑えられるというように、2つの自律神経は、周囲の環境や状況、さらには心の状態などに応じて、交互に働いています。

この動きと連動しているのが、免疫細胞です。顆粒球は交感神経に支配されているので、**交感神経が優位に働いているときは、免疫細胞のうちの顆粒球の比率が増えます。**

リンパ球を支配しているのは、副交感神経です。そのため**副交感神経が働いているときは、リンパ球の比率が上がります。**

知っておこう

ホルモンなども免疫システムを調整する

自律神経は、顆粒球とリンパ球のどちらを働かせるべきかを決めています。一方、新旧2つの免疫システムを切り替えているのが、副腎皮質ホルモンなどのホルモン系です。

また、サイトカインという物質が、免疫細胞間の調整役を果たしています。

免疫システムは、自律神経とホルモン系、サイトカインなどが、お互いに綿密な連携をとりながら、調整されているのです。

交感神経と副交感神経は交互に働く

体を緊張状態にする

どんなときに働く？

・日中の活動時間
・興奮したり緊張したとき
・寒いとき　　など

働くとどうなる？

・心拍数が上がる
・血圧が上がる
・胃腸の働きが抑えられる
・顆粒球が増える(P115 参照)

基本的には、日中に働く。体を活動モードにしてくれるが、長時間続くと、体にとって大きなストレスとなる。

体をリラックスさせる

どんなときに働く？

・休息するとき
・食事後　　など

働くとどうなる？

・心拍数が安定する
・血圧が下がる
・胃腸の働きが活発になる
・眠気が起こる
・リンパ球が増える(P116参照)

夕方から夜間にかけて活発になる。副交感神経が適度に働くと、体がリラックスしてリンパ球が増え、免疫力が高まる。

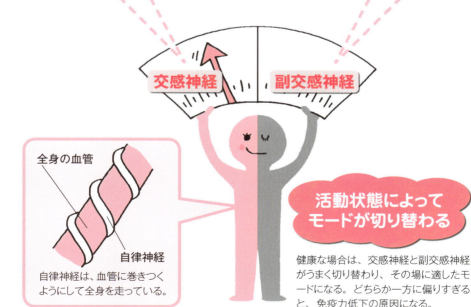

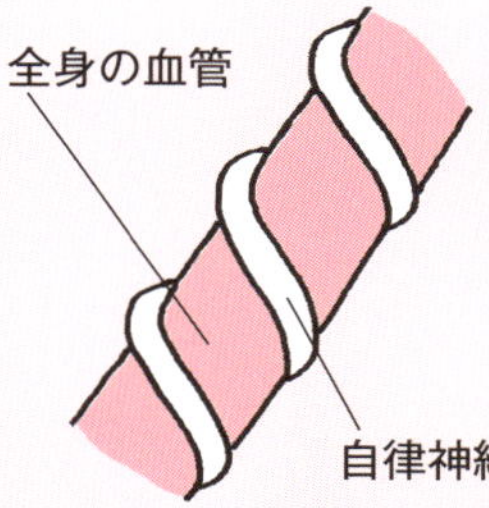

自律神経は、血管に巻きつくようにして全身を走っている。

活動状態によってモードが切り替わる

健康な場合は、交感神経と副交感神経がうまく切り替わり、その場に適したモードになる。どちらか一方に偏りすぎると、免疫力低下の原因になる。

低体温が免疫力を低下させる

体温が下がると慢性的なエネルギー不足の状態になる

私たちの体温は、体内の生命活動に欠かせない酵素が十分に働けるよう、わきの下などの体表で測ると36・5℃くらいに保たれています。

しかし最近は、いつも36℃以下しかない低体温の人が増えています。**体温が低いと、体内の生命活動が低下**するのはもちろん、エネルギーを作っている細胞中のミトコンドリアという組織がうまく働きません。その結果、**慢性的なエネルギー不足状態に陥って、体内の代謝力や免疫力も低下**してしまい、病気にかかりやすくなります。

過度のストレスや怠けすぎる生活を改善することが大切

低体温になってしまう大きな原因のひとつが、ストレスの多い生活です。仕事が多忙で睡眠不足や疲労の蓄積があったり、不安や悩みなどの精神的ストレスが過剰になると、自律神経のバランスが崩れて、体温が下がってしまいます。

反対に、リラックスしすぎる生活でも、やはり自律神経のバランスが崩れて体温が下がります。

ストレスをため込まず、しかも積極的に活動することが、体温と免疫力の低下を防ぎ、ひいては健康を守る秘訣となるのです。

マメ知識　空を飛ぶ鳥は体温が高い

体温が高いほど、大きなエネルギーを生み出せる。空を飛ぶためには、とても大きなエネルギーが必要になる。そのため、空を飛ぶ生物は、体の深部の体温がヒトよりも高い。同じ鳥でも、空を飛べないニワトリは体温が低い。

・スズメ……43℃
・白鳥……42℃
・コウモリ……41℃

飛べるかどうかのボーダーライン

・ニワトリ……40℃
・ヒト……37℃

低体温が病気を招くメカニズム

頑張りすぎる生活

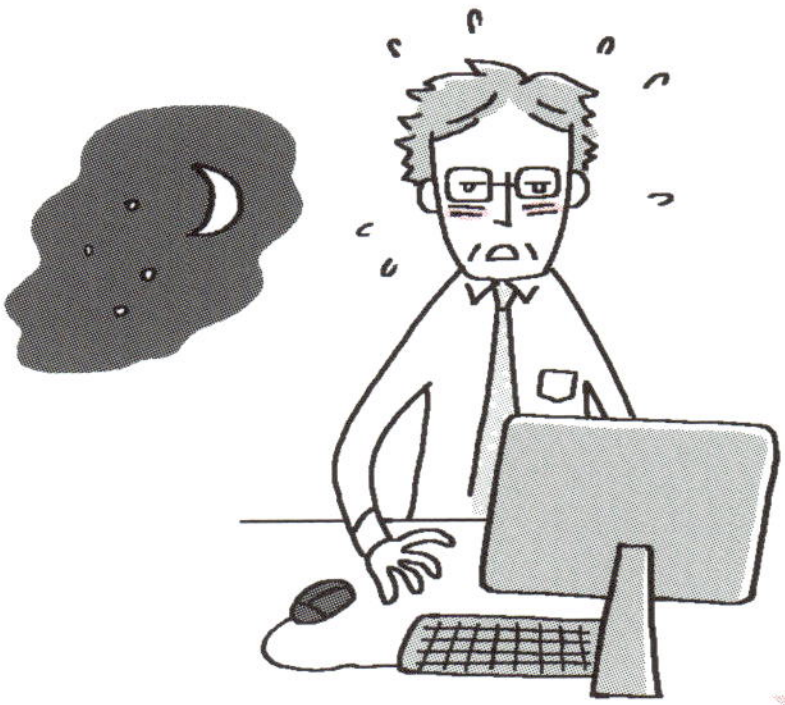

怠けすぎる生活

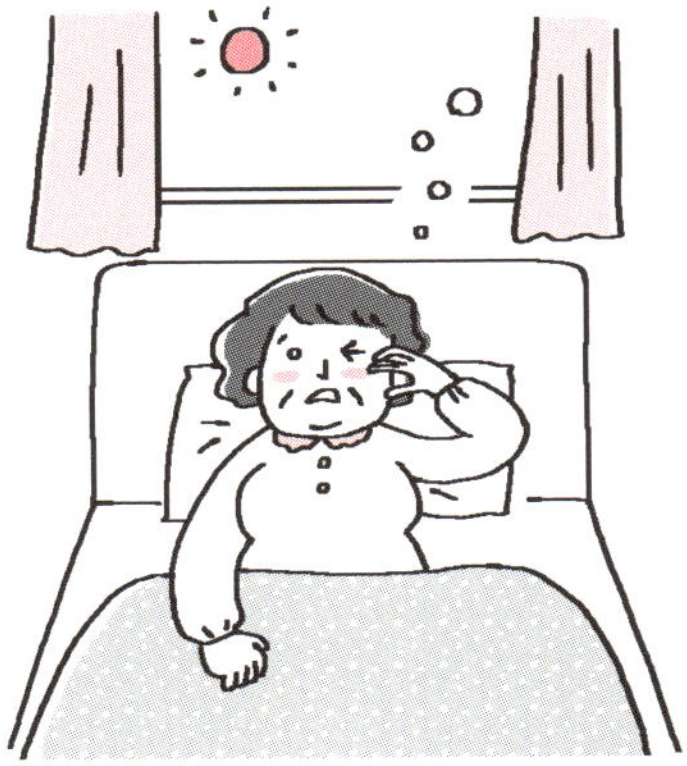

自律神経が乱れて、
低体温・低酸素状態になる

頑張りすぎて交感神経が働きすぎている場合と、怠けすぎて副交感神経が働きすぎている場合、いずれの場合も低体温になる。

1 ミトコンドリア系の働き（持久力）が低下する

細胞の中のミトコンドリアという組織は、酸素を使って効率的にエネルギーを作り出す。ミトコンドリアは、低体温の状態では十分に働くことができず、慢性的なエネルギー不足の状態になる。

2 解糖系の働き（瞬発力）が活発になる

ミトコンドリア系が十分に働かないため、それを補うように、酸素を使わずにエネルギーを作り出す解糖系が活発になる。しかし、解糖系のエネルギーは効率が悪いため、エネルギー不足を補うことはできない。

慢性的なエネルギー不足で、
免疫力が低下する

解糖系のエネルギーばかりに偏ると、体に無理が生じて病気になりやすくなる。

がんや糖尿病などが起こる
（P122～125参照）

ストレスはがんを招く最大の原因

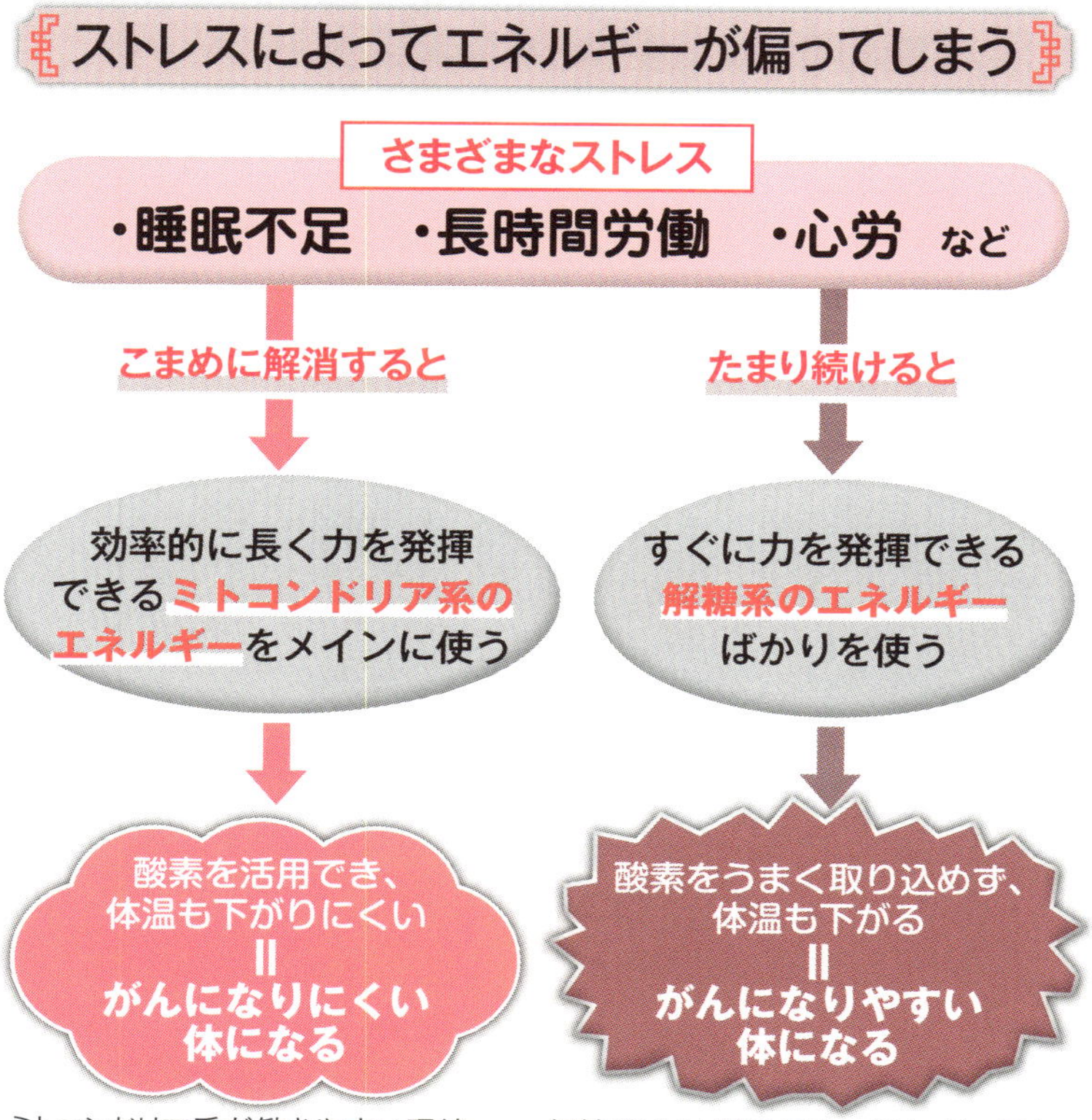
ストレスによってエネルギーが偏ってしまう
さまざまなストレス
・睡眠不足　・長時間労働　・心労　など
こまめに解消すると
たまり続けると
効率的に長く力を発揮できるミトコンドリア系のエネルギーをメインに使う
すぐに力を発揮できる解糖系のエネルギーばかりを使う
酸素を活用でき、体温も下がりにくい
II
がんになりにくい体になる
酸素をうまく取り込めず、体温も下がる
II
がんになりやすい体になる

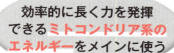

ミトコンドリア系が働きやすい環境は、がん細胞が増殖しにくい環境でもある。

解糖系ばかり使うのはよくないが、緊急時にすばやい動作を行うときなどには、解糖系のエネルギーが必要となる。

2つのエネルギーを使い分けることで健康が保たれる

現代人が最も恐れる病気に、「がん」があります。通常の細胞は分裂のスピードがきちんと調整されていますが、無制限に増殖する性質をもってしまったのが、がん細胞です。

低体温の状態は、体内の酸素が少ない状態でもあります。この低体温・低酸素の環境が、がん細胞の増殖に適しているのです。

私たちが必要とするエネルギーは、**食べ物に含まれるブドウ糖を利用する「解糖系」**と、細胞中のミトコンドリアという組織が**酸素を使って作り出す「ミトコンドリア系」**か

がんに負けない4か条

1 生活パターンを見直す

➡**無理をしすぎたら、適度な休養をとる**

「頑張りすぎ」の生活は心身ともに大きなストレスとなる。無理をしすぎたと思ったら、しっかりと休養をとって、疲れがたまりすぎないようにする。その都度ストレスを解消することで、自律神経のバランスの乱れを正すことが大切。

2 がんを恐れすぎない

➡**がん細胞は、自分自身のリンパ球で退治できることを知る**

“がん＝死んでしまう病気”などと怯えていると、交感神経が極度に緊張した状態が続き、免疫力が下がってしまう。“自分の免疫力で治す”という前向きな気持ちで過ごすことで、免疫力も高まる。

3 免疫力を低下させるような治療は慎重に検討

➡**手術、抗がん剤、放射線治療はできるだけ避ける**

がんの三大療法である手術や抗がん剤、放射線治療は体のもつ免疫力を著しく下げてしまう。これらの治療を勧められた場合は、本当に必要かどうかをセカンドオピニオンなどを受けて慎重に検討する。

4 副交感神経を刺激する

➡**体を温め、野菜やきのこ類、海藻類を食べる**

食事や運動、生活を工夫して副交感神経を働かせることで、体がリラックス状態になり、免疫力が高まる（PART1参照）。

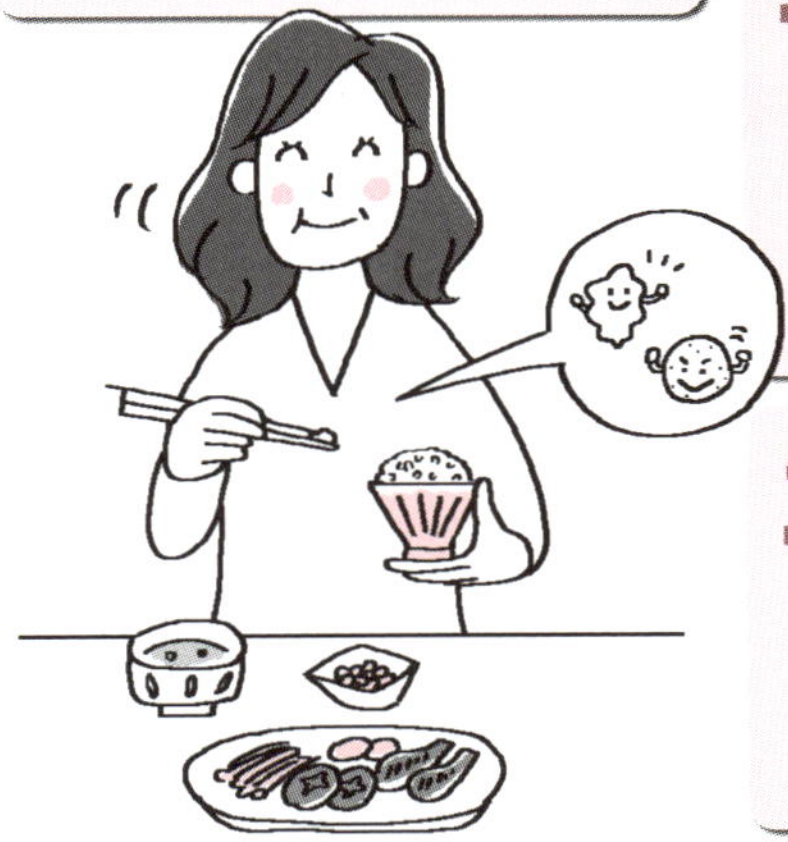

ら得ています。このうち、細胞分裂に使われるのは、解糖系です。

通常は、解糖系とミトコンドリア系のエネルギーをうまく使い分けて、私たちは生命を維持しています。

がんは、日常生活を改善すれば予防できる病気

がんの最大の原因は、ストレスの多い生活にあります。**ストレスにさらされた生活を送っていると、低体温・低酸素状態になります。**すると、酸素が足りず、エネルギー供給は解糖系中心に偏ってしまいます。そのために細胞分裂が促進されて、がん細胞が生まれやすくなります。

日常生活でストレスを避け、低体温状態になるのを防いでいれば、がんを極度に恐れる心配はありません。恐れすぎていると、そのことがかえってストレスになってしまいます。

糖尿病や高血圧もストレスからはじまる

ストレスで体のバランスが崩れ、さまざまな病気を招く

低体温で免疫力が落ちると、風邪をはじめとした各種の感染症、あるいは「がん」にかかりやすくなりますが、それだけではなく、あらゆる病気の発症に関わっています。

例えば、**ストレスが多いと交感神経が過度に働き、血糖値を上げる物質が盛んに分泌**されます。その結果、糖尿病へと進んでしまいます。

交感神経が緊張すると、血管が縮んで血圧が上がります。更年期障害も、ホルモン分泌の問題よりむしろ、ストレスによる血流障害が症状を重くしていることが多いのです。

薬を使った対症療法では完治させることは難しい

リウマチや膝の痛みなどの慢性病で、痛みや炎症を抑える薬を長く使っている人も多いでしょう。

これらの薬は、現れている症状を鎮めるだけで、根本的な治療をしているわけではありません。しかも、**薬の多くは交感神経を刺激して、血管を収縮させてしまい、血流が悪く**なります。すると、酸素や栄養が不足してしまい、**自然に治るはずのものも、治らなく**なります。

慢性病を根本的に治すには、副交感神経が優位に働くよう、生活を改善していくのが一番です。

知っておこう

ドロドロ血液は 100%悪者ではない

血液はサラサラと流れなくてはいけない、ドロドロ血液は異常な状態で、生活習慣病を招くもとだと、よくいわれます。しかし、実際は健康な人でも必要に応じて血液をサラサラにしたり、ドロドロにしたりして使い分けています。

怒りや強い緊張を感じると、体は瞬発的に力を発揮できるように「臨戦態勢」になります。そのような場面では、狩猟をしていたころの本能から、けがを負ったときに大量に出血しないよう、血液をドロドロにしているのです。

ストレスが招く主な慢性疾患

強いストレス

糖尿病

どんな病気？

血糖値が高い状態が続き、ほうっておくと、失明や足の壊《え》疽《そ》などを招く

なぜ起こる？

ストレスによって、ミトコンドリアの働きが低下し、糖が処理しきれなくなるため

健康な場合は、細胞に取り込まれた糖が、解糖系とミトコンドリア系の両方に使われるが、ミトコンドリア系の働きが落ちると、糖が過剰な状態になる。

高血圧

どんな病気？

血圧が高い状態が続き、ほうっておくと、心筋梗塞などを招く

なぜ起こる？

ストレスによって交感神経が過度に働く状態が続くため

ストレス状態が続くと、体は交感神経が優位な状態になる。交感神経が働きすぎると心拍数が増えて、血圧が上昇する。

更年期障害

どんな病気？

閉経前後の女性に、冷えやほてり、めまい、耳鳴りなどの不調が起こる

なぜ起こる？

ストレスによって交感神経が緊張し、全身の血流が悪くなるため

閉経後に女性ホルモンのエストロゲンが急激に減少することが原因だが、ストレスが大きいほど全身の血流が悪くなり、症状が強く現れる。

リウマチ

どんな病気？

手足の関節が腫れたり変形して、強い痛みが出る

なぜ起こる？

ストレスや感染症によって破壊された組織を修復しようとするため

ストレスや感染症によって関節に炎症が起こると、顆《か》粒《りゅう》球《きゅう》が増え、組織を破壊してしまう。それを修復するために免疫が働き、その部位に発熱や痛みが現れる。

体に起こる不調は偏った生活への警告

体の不調が発しているサイン

水虫

カンジダ

かかとのひび割れ

肩こり

体の訴え

全身の血流が悪くなっている

これで解決

体温を上げて血行をよくする（P14、34、64 参照）

冷えによる血流の悪化が、感染症や乾燥、こりを招く。運動や入浴で体温を上げて血流を改善しよう。

じんましん

虫歯

にきび

便秘

体の訴え

ストレスによって交感神経が働きすぎている

これで解決

ストレスを解消し、生活習慣の乱れを整える（P56 ～ 61 参照）

交感神経が働きすぎて血流が悪化したり、唾液の分泌が減ることなどが原因で起こる。ストレスを解消し、規則正しい生活を送って副交感神経を刺激することが大切。

不調の根本的な原因を改善することが大切

病気というほどでなくても、頭痛、肩こり、冷えなど、何となく体の調子がよくないことがあります。このような**身近な不調の原因の多くは、ストレスや、それによる血流の悪さなどが関係**しています。それなのにむやみに薬を使い続けたり、民間療法に頼ったりしていると、やがて悪化して、本当の病気になりかねません。

体に現れた不調は、偏った生活を送っているサインといえます。生活を見直して、必要な点は改善していくことが大切です。

●監修

安保徹（あぼ　とおる）

医学博士。新潟大学名誉教授。

1972年、東北大学医学部卒業。1980年、米国アラバマ大学留学中にヒトNK細胞抗原CD57に関するモノクローナル抗体を作製。1989年に胸腺外分化T細胞を発見、96年には白血球の自律神経支配のメカニズムを世界で初めて解明した。『医療が病いをつくる』（岩波書店）、『免疫革命』（講談社）、『体温免疫力』（ナツメ社）、『病気は自分で治す』（新潮社）、『絵でわかる免疫』（講談社）など著書多数。

参考資料

『安保徹の免疫学講義』　安保徹　著（三和書籍）
『安保徹のこれならわかる! 免疫学』　安保徹　著（ナツメ社）
『体温免疫力』　安保徹　著（ナツメ社）
『病気にならない体をつくる免疫力』　安保徹　著（三笠書房）
『疲れない体をつくる免疫力』　安保徹　著（三笠書房）
『「免疫を高める」と健康になる』　福田稔、安保徹　監修（マキノ出版）
『人がガンになるたった2つの条件』　安保徹　著（講談社）
『免疫力が上がる生活　下がる生活』　安保徹　著（PHP研究所）
『図解　自分ですぐできる免疫革命』　安保徹　著（大和書房）

健康図解

今すぐできる!　免疫力を上げる31のルール

2015年1月19日　第 1 刷発行
2020年7月 6 日　第11刷発行

発行人　鈴木昌子
編集人　滝口勝弘
編集長　古川英二
発行所　株式会社　学研プラス
　　　　〒141-8415　東京都品川区西五反田2-11-8
印刷所　中央精版印刷株式会社

●この本に関する各種お問い合わせ先
本の内容については、下記サイトのお問い合わせフォームよりお願いします。
　https://gakken-plus.co.jp/contact/
在庫については　Tel 03-6431-1250（販売部直通）
不良品（落丁、乱丁）については　Tel 0570-000577
　学研業務センター　〒354-0045 埼玉県入間郡三芳町上富 279-1
上記以外のお問い合わせは　Tel 0570-056-710（学研グループ総合案内）

staff
装丁・本文デザイン　バラスタジオ
本文イラスト　秋葉あきこ
校正　ペーパーハウス
写真協力　佐藤幸稔
編集協力　オフィス201（小形みちよ　狩谷恵子）
　佐藤道子

学研の書籍・雑誌についての新刊情報・詳細情報は、下記をご覧ください。
学研出版サイト　https://hon.gakken.jp/